LO QUE NO SABÍA DE UNA FIV

Viviana Andrea Micolta Segovia

LO QUE NO SABÍA DE UNA FIV

Conoce los tratamientos, la medicación, los costes y los problemas que nunca te cuentan antes un tratamiento de reproducción asistida.

Índice

Prólogo

La idea de crear este libro nace debido a que cada vez es más frecuente escuchar los famosos términos de reproducción asistida, inseminación artificial y fecundación in vitro, pero muy pocos saben con total claridad que diferencia hay entre los diversos tratamientos existentes, lo que sí se sabe es que son tratamientos muy costosos que rara vez funcionan a la primera, dado que muchos de esos tratamientos están mal orientados o mal realizados, en algunos casos hasta mal hechos a propósito, la razón es muy sencilla, debido a la proliferación de centros de fertilidad low cost y que la infertilidad se ha convertido en un gran negocio, a eso hay que sumarle que el estado no se implica en este tipo de problemas o que no lo considera una prioridad pese a los bajos índices de natalidad española y europea.

Escoger una buena clínica de fertilidad es fundamental para que el tratamiento sea exitoso, ten encuentra que el mayor presupuesto se lo lleva el personal médico, no hay que pensarlo mucho, los mejores profesionales están siempre en los mejores sitios con el mayor prestigio posible y una buena imagen de la marca empresarial, por lo que estos profesionales se apegan a la ética, a la innovación tecnológica y a estar al día en las últimas tecnologías en su especialidad, porque para estos centros importa más que un tratamiento salga adelante y que sus pacientes estén satisfechos.

En cambio en los centros low cost encontramos personal médico con menor experiencia y menor ética profesional, pues a la hora de tratar al paciente, lo que importa es que los números cuadren, en vez de tener en cuenta la satisfacción de los mismos, este personal médico debe apegarse a las pautas administrativas que le indica la empresa, los pacientes son mercancía, sólo se busca generar rentabilidad a corto plazo, no es culpa de los médicos, ellos hacen lo que pueden y lo que la empresa les permite, así esto no sea lo mejor para el paciente.

Hay que tener en cuenta que mientras en los centros de fertilidad con los mejores médicos y la mejor tecnología serán siempre más costosos debido a la excelente calidad de sus instalaciones, mientras que en los centros low cost las instalaciones son más precarias, no cuentan con la última tecnología, ni con las condiciones óptimas para dichos tratamientos, algunos incluso alquilan instalaciones de otros centros para poder llevar a cabo el tratamiento, para después jugar con las emociones del paciente, con su tiempo y su dinero, haciendo tratamientos que no tenían ni la más mínima posibilidad de éxito, aun sabiendo por medio de los análisis hormonales que existe una mala calidad de los ovocitos, que hay un solo folículo o que simplemente pueden tener problemas de implantación o cromatismos.

En este libro no se hará mención a ninguna de las clínicas de reproducción asistida a las que fui, ni a los doctores/as que me proporcionaron la información necesaria para crear este libro, solo se mencionara autores de libros que han tratado el tema de primera mano. Todas las pruebas, análisis, medicamentos y dosis administradas son las que me recetaron los especialistas que trataron, de ninguna manera el tratamiento que explico aquí sirve para todas las personas, ya que cada tratamiento y medicación es distinto según cada caso.

Ni te cases ni te embarques

1.

Ni te cases ni te embarques

En Colombia las familias se forman rápidamente a muy temprana edad, debido al entorno sociocultural al que están sometidos muchos adolescentes, sin hablar del entorno familiar y la presión que ejercen los padres en sus hijos, si con 25 años no tienes como mínimo una pareja con quien pretendas formar una familia. La idea básica de la cultura Colombiana es, crece, estudia, ten un buen trabajo, cásate, ten por lo menos dos hijos, pásate la vida entera siendo ama de casa, madre, esposa y trabajadora, eso sí, ten un buen trabajo donde ganes muy bien, una casa de ensueños y un esposo guapo, con el fin de poder presumir delante de todos tus familiares y amigos, al fin y al cabo eso es el éxito de una familia Colombiana, o al menos eso es lo que los medios de comunicación le ha inculcado a la sociedad toda la vida, pero nada más lejos de la realidad.

La mayoría de mis amigas del colegio tenían un afán increíble por graduarse, estudiar una carrera universitaria, casarse y tener hijos, porque esa es la ley de vida en mi país o al menos eso se cree, pero todo se les dio al revés, como lo típico en Colombia, ser madre adolescente, ya tenían hijos, aunque eran madres solteras, tuvieron sus bebés a los 14, 15, 17 y 19 años, eso si, sus vidas no eran para nada la estructura una familia Colombiana como debería ser según la televisión, de hecho era la típica estructura de familia Colombiana desestructurada, aunque sus padres si tenían un lindo hogar, sus hijas no habían corrido con la misma suerte, es decir, no tenían una carrera universitaria, no tenían un buen trabajo, dependían económicamente de sus padres y sus parejas las habían abandonado al saber que ellas estaban embarazadas, también se daba el caso que tanto mi amiga como el novio vivían a costa de sus padres porque eran unos chicos jugando a ser padres.

Cuando yo tenía 25 años, muchas de mis amigas se habían alejado de mí porque decían que yo andaba rebotando por la vida aún, aunque yo estaba estudiando una carrera universitaria, no podían salir conmigo porque queríamos cosas diferentes, si bien nuestras prioridades habían cambiado, ellas afirmaban que yo no las podía entender porque no tenía hijos, mientras yo seguía con mi vida de típica adolescente universitaria, ellas tenían que madurar rápidamente para cuidar de sus pequeños, dado en el país machista en el que vivimos, tenían que dar de comer a sus niños, al marido, hacer los labores de la casa y cuidar todo el dinero que recibían para poder mantener a sus hijos y el hogar, si bien estábamos en épocas de la vida diferentes, cada persona tenía que dar prioridades a sus necesidades, pero cuando ellas se convirtieron en madres es como si se les hubiera acabado la vida, se volvieron sumisas ante su pareja, engordaron por lo menos diez kilos, ya no se arreglaban como antes ni para estar en casa, descuidaron por completo su aspecto físico, se dedicaron solo a cuidar de sus retoños y se olvidaron de que eran mujeres con sueños y necesidades por cumplir, para pasar a cumplir las necesidades del marido y los hijos, debían estar en casa para cuando el marido llegara, tener la cena lista, los hijos bañados, arreglados y listos para ir a la cama, se convirtieron en el eje central del hogar.

Visto lo visto, yo decía que no me quería casar, que quería graduarme y ser una gran profesional, quería viajar, conocer mundo, vivir aventuras, no tener preocupaciones por tener que cuidar a otra persona que no fuera yo misma, suena un poco egoísta, lo sé, pero no estaba lista para formar una familia, así que me dedique a disfrutar de la mi vida como soltera, viaje, saqué mi carrera adelante, trabaje para mi y me enamore de la vida, si bien tenia parejas, nunca era nada serio, dado que los hombres Colombianos que yo conocía eran como colibríes, iban de flor en flor, por lo que no me plantee formar una familia tan rápido, pero si alguna vez lo hacía, tenía muy claro qué tipo de hombre quería para mi vida, un hombre a la carta, muy difícil de encontrar al menos en Colombia o Ecuador, donde yo viajaba de vez en cuando a visitar a mi familia, mi tipo de hombre primero que todo tenía que ser todo un caballero, nada machista, amable, encantador, alegre, espontáneo, sencillo, que me hiciera reír todo el tiempo, trabajador, cariñoso, detallista, sincero, independiente, con ganas de vivir, viajar y conocer el mundo conmigo, sobre todo que me amará por encima de todas las cosas y algo muy importante y difícil de encontrar en mi país, un hombre fiel, como un perro hogareño, en cuanto a su físico, aunque suene superficial, me encantaba la idea que tuviera ojos azules como el mar, blanco y de pelo negro, así que como mi lista era muy larga, no pensé en encontrarlo nunca y me dedique a disfrutar de mi vida, pero como dice el dicho, nunca digas de esta agua no beberé, un buen día me llegó el hombre perfecto para mi, tal como lo había descrito, sea gracias a dios, a la virgen, o al universo, ese hombre apareció.

Para no alargar más la historia, nos casamos por lo civil dado que el no era de Colombia sino de España, pero mientras tramitamos los papeles para darle la nacionalidad, yo me quedé sin trabajo, empezamos a ver lo duro de la vida, vivíamos en un apartamento grande con una amiga que pensaba como yo, *"soltera se vive mejor"* hasta que me casé, así que empezamos por el principio para nosotros, comprar un perro, el principio para mi familia es tener un hijo, cosa que ni nos planteamos, durante ocho largos meses buscamos trabajo sin éxito, por lo que él me planteo vivir en España, yo soy una aventurera sin pensarlo le dije -vámonos. Mientras hacíamos papeles decidimos acoger a otra perrita de la que me enamore con solo verla, así que ya teníamos dos perros, Niko y Perla, nuestros perrhijos, porque eran como nuestros hijos, así que se tenían que venir con nosotros a España.

Me acuerdo que fue un 30 de diciembre de 2011, que viajamos desde Cali hacia Barcelona, llegamos el 31 de diciembre como a las 10 de la noche, llegamos a casa de la tía de mi esposo donde estaba toda la familia reunida para celebrar el año nuevo, por su puesto con nuestros dos perrhijos, Niko y Perla, y así empezó nuestra peculiar fam

Tipos de tratamientos

2

Tipos de tratamientos

Corría el año 2014, ya llevábamos tres años de casados, nuestra vida era maravillosa, sin problemas, ni peleas, solo amor, aventura, y viajes, lo que yo siempre había querido si formaba un hogar, me encantaba mi vida y me encanta hoy en día. Para esa época me antoje de un retoque estético que siempre había querido, toda la vida había odiado mi nariz, no me gustaba porque parecía que se deslizaba por mi cara, así que por internet mire una oferta de rinomodelación, una modificación de los defectos de la nariz sin necesidad de someterse a ninguna intervención quirúrgica, solamente aplicando ácido hialurónico, lo cual era perfecto para mi.

Recuerdo que era un verano de principios de junio, fuimos a la clínica estética que llamaremos "X" pero al llegar me di cuenta que no solo hacían tratamientos y cirugías estéticas, sino que también hacían tratamientos de reproducción asistida, ya que eran dos clínicas en una, la clínica "X" de estética y la clínica "Y" de fertilidad, aunque sabía de qué significaban esos tratamientos no sabía del todo bien que eran o cómo se hacían, así que decidí preguntar a la recepcionista sobre ello, estaban promocionando los descuentos en fertilidad y tenían diversos descuentos en estos tratamientos, como si se tratara de un antojo más por vanidad que por necesidad, la recepcionista me dijo que en vez de esperar al estético, pasará con la doctora para que me explicara mejor los tratamientos de reproducción asistida, remarcando que las visitas eran gratuitas, por lo cual accedí, brotó mi vena de periodista y pensé que era bueno conocer algo nuevo que después pudiera compartir en mi canal de YouTube.

Cuando entramos a la consulta, lo primero que vimos fue a la enfermera y a la doctora tras su enorme escritorio, al lado izquierdo una camilla de ginecología con un monitor y otros aparatos que no entendí bien para que eran, todo era muy blanco limpio y reluciente, la doctora nos saludo y nos pregunto que necesitábamos saber, le explicamos que teníamos curiosidad por saber de qué se trataba la reproducción asistida y si podíamos planificar un embarazo por medio de esta técnica, ella empezó a soltar todo el repertorio de tratamientos que hay en este ámbito, como si se lo supiera todo de memoria, yo no sabía que existían tantos tipos de tratamientos para cada necesidad, dentro de mi desconocimiento en el tema pensé que se hacía una invitro igual para todas, no es así, pero me alegró saber que la ciencia tiene solución para la infertilidad, me explico diversos términos médicos como estos.

Inseminación Artificial – IA - IAC – IAD

La inseminación artificial es una técnica de reproducción asistida relativamente sencilla y de bajo coste, que consiste en introducir los espermatozoides en la cavidad uterina de la mujer para lograr un embarazo. Es un procedimiento sencillo e indoloro además de económico, el precio ronda entre los 600€ - 1200€ según cada clínica. Existen dos tipos de IA, una que se llama IAC, que es la inseminación artificial con el semen del cónyuge, y otra que es IAD, que es la inseminación artificial con semen de un donante.

Fecundación In Vitro – FIV

Es una técnica de reproducción asistida que consiste en extraer los óvulos de los ovarios de la mujer por medio de una punción folicular, para después fecundarlos en el laboratorio con los espermatozoides del hombre, ya sean de donante o de su pareja. Este tratamiento es un poco más complejo, ya que primero que todo se debe realizar una estimulación ovárica controlada por medio de diversas inyecciones y/o pastillas para estimular la producción y maduración de óvulos, lo cual permite controlar la ovulación y obtener un mayor número de óvulos, este proceso dura aproximadamente de 8 — 10 días, después de esto, se realiza una punción ovárica para obtener los ovocitos. El mismo día de la punción se debe extraer una muestra espermática, para posteriormente poner en contacto ovocitos y espermatozoides y que se produzca la fecundación.

FIV convencional

Es la fecundación in vitro con las mismas técnicas antes mencionadas pero se basa en que los espermatozoides fecunden el óvulo de manera natural, es decir, por sí solos sin ayuda quirúrgica.

FIV – ICSI

Es una técnica de FIV mediante la microinyección de los espermatozoides en el óvulo para ser fecundado, es mucho más seguro que se produzca la fecundación, ya que es por medio quirúrgico con ayuda del hombre, esta técnica es llamada ICSI (Intracytoplasmic Sperm Injection), en español, inyección Intracitoplasmática de espermatozoides, es decir, inyectar el espermatozoide en el óvulo.

Fecundación in vitro natural – FIV natural

Este tratamiento se centra más en obtener el óvulo que espontáneamente el cuerpo ha generado sin ninguna ayuda de estimulación ovárica, se usa en pacientes que han tenido un bajo rendimiento de ovulación con estimulación, ya sea porque el paciente descarta la donación de óvulos o porque padecen alguna enfermedad que pueda empeorar al aumentar los niveles de estrógenos, lo cual les impide hacer la estimulación convencional, o simplemente la paciente no quiere someterse a ella, eso sí, este tipo de tratamiento es muy variable en función de la edad, reserva ovárica, factor masculino o la enfermedad que padezca la pareja, pero se realiza igualmente en condiciones de cultivo en el laboratorio.

Microinyección Espermática Intracitoplasmática – ICSI

Básicamente es que el espermatozoide es introducido directamente en el interior del óvulo a través de una microinyección, por lo cual la fecundación es más segura.

Punción Folicular

Es la intervención quirúrgica en la que se aspira el líquido de los folículos ováricos, con el fin de recuperar los óvulos maduros.

Cultivo de embriones

El óvulo fecundado evoluciona en el interior el laboratorio, pasando a ser cigoto y posteriormente embrión, se mantiene cultivo hasta la transferencia o congelación del mismo.

Transferencia embrionaria

Es la técnica en que los embriones de mayor calidad, se transfieren al útero de la madre para que estos se implanten y den lugar al embarazo. Tras la transferencia embrionaria se reposa entre 15-30 minutos, la mujer vuelve a casa y continúa su vida normal después de reposar ese primer día sin hacer mucho esfuerzo físico.

Donación de Óvulos – Ovodonación o Recepción de Ovocitos

Es el tratamiento de fiv con los óvulos de otra mujer con el fin de lograr el embarazo. Esta técnica se usa tras varios intentos fallidos con óvulos propios, abortos consecutivos o que la mujer tenga una edad avanzada, se usa cuando existe algún tipo de problema genético, cromosomático, alguna alteración hormonal, que los propios óvulos no tienen la capacidad de ser fecundados o que los óvulos no tienen una buena calidad, en fin, hay multitud de razones, pero es una de las técnicas de reproducción asistida con mayor probabilidad de éxito en estos casos, dado que los ovocitos de la donantes se fecundan con el esperma de la pareja receptora o de un banco de semen para posteriormente, transferir los embriones resultantes al útero materno.

Adopción de embriones

Es una técnica en que la pareja o persona soltera intenta lograr un embarazo a través de la transferencia de embriones sobrantes de otras parejas, una pareja los dona, y la otra los recibe, pero en este caso los futuros hijos no tendrán la carga genética de ninguno de los dos, aunque es una técnica mucho más económica que la Ovodonación, hay que tener en cuenta la calidad de los embriones donados.

Vitrificación de Óvulos y embriones

Es la técnica que se usa hoy en día para retrasar la maternidad sin necesidad de disminuir la calidad y cantidad de ovocitos, es decir, los óvulos o los embriones viables se congelan mediante la técnica de vitrificación embrionaria, con el fin de concebir un embarazo a una edad avanzada sin necesidad de recurrir a la Ovodonación, esta técnica no solo les permite planificar el embarazo a una mayor edad, sino que también les permite mantener la calidad de los ovocitos, así cuando la mujer o pareja quieran ser padres, lo único que se debe hacer es descongelarlos e implantarlos en el útero materno.

Diagnóstico Genético Preimplantacional - DGP

Es una técnica que se usa para estudiar los embriones genéticamente antes de ser transferidos al útero materno, con la cual se detecta y previene la transmisión de enfermedades hereditarias graves a causa de alteraciones genéticas y cromosómicas en los embriones antes de la implantación, para esto es necesario hacer una biopsia embrionaria, se hace por medio de la extracción de una célula del embrión sobre el que se realiza.

Es indicado sobre todo para los fallos de implantación tras varios intentos fallidos de fiv, para mujeres de edad avanzada, para parejas con historias clínicas de abortos recurrentes y para detectar alteraciones de la meiosis en los espermatozoides.

Cultivo embrionario - Cultivo hasta blastocisto

Una vez se produce la fecundación en el laboratorio por medio de la Fiv convencional o con ICSI el desarrollo embrionario empieza su proceso, a lo que los médicos llaman cultivo de embriones In Vitro, de la unión se obtiene del cigoto, que es el primer estadio embrionario, es el primer día de la post- fecundación, a partir de allí, es cuando empieza el proceso de división celular, usualmente las transferencias se hacen al tercer día después de la fecundación, cuando el embrión tiene ya entre 6 y 8 células. Al cuatro día a este embrión se le llama Mórula, aquí se pueden ver entre 12 - 16 células, es algo parecido a una mora, en el día cinco o seis, esta Mórula pasa a ser un Blastocisto, lo que quiere decir que tiene entre 100 o 200 células, cabe resaltar que la calidad del embrión se puede ver entre el día 2 - 3 y el día 5 - 6.

El cultivo largo de embriones es hasta el día cinco en el que llegan a estadio de blastocisto, ya que solo los mejores embriones llegan a este estadio, es preferible realizar la transferencia en el día cinco en vez del día dos o tres que es lo más habitual, ya que así se elimina un poco el riesgo de que no halla implantación o que halla un aumento de embarazo múltiple.

Método Ropa

Es un tratamiento in vitro pero mucho más atractivo para las parejas de mujeres, ya que son las dos que participan en creación y nacimiento del futuro hijo. Básicamente en lo que consiste el tratamiento es en extraer y fecundar los óvulos de una de ellas e implantar el embrión obtenido en el útero de su pareja, por lo cual ambas serán las madres, una será madre biológica aportando el óvulo y la otra será madre gestante, la que queda embarazada, y da a luz al pequeño.

La presión social de cuando ser madre

3.

La presión social de cuando ser madre

Como siempre, al menos en la cultura latina, una vez te cazas la familia te presiona para que tengas hijos, corría el año 2016 cuando mi familia empezaron a decirme que ya llevamos cinco años de matrimonio y nada de hijos, que los hijos son lo mejor del mundo, es conocer el amor verdadero, es la única persona que daría la vida por ti, y un kilómetro de etc, el caso es que de tanta presión por parte de la familia y amigos con los comentarios de los hijos, empezamos a pensar que deberíamos tenerlos, si bien no los quería del todo o no estaba segura de querer tenerlos, empecé a pensar que quizás deberíamos tenerlos, no quería ser madre aún, pero tampoco quisiera perderme esa maravillosa etapa de la que todos hablan, muchas veces bien, otras mal, pero al fin, es otra etapa de la vida por la que según la sociedad se debe pasar si te casas o eres mujer, cosa rara en mí, porque yo nunca había pensado en formar una familia, lo que quería era encontrar una pareja para formar un hogar, para querer, para viajar, que fuera mi mejor amigo, mi cómplice, la persona en que yo podía confiar ciegamente, pero en mi hogar materno y paterno se piensa que si te casas es para tener hijos y formar una familia, ya que por lo visto no existe un hogar o una familia sin hijos según el pensamiento Colombiano o latino en general.

Todo el tiempo mis familiares estaban dándome la charla con el tema de los hijos, pero la verdad era que mi esposo y yo no los necesitábamos para ser felices, porque sencillamente ya éramos felices con lo que teníamos, tal cual como estábamos y como vivíamos era sencillamente perfecto y teníamos un hogar feliz, pero mis padres seguían insistiendo, fue tanto la insistencia que empecé a crear una necesidad inexistente, una necesidad creada por la sociedad y por tu cerebro, creí que en hacía falta los hijos para ser del todo feliz, sin darme cuenta que ya era feliz,

Dos años después de mi visita a la clínica "X", donde me hicieron la famosa Rinomodelación sin cirugía, volvimos otra vez ya que eran dos clínicas en una, pero esta vez iríamos a la clínica de fertilidad, volvimos porque queríamos planificar el embarazo, queríamos tener dos hijos de una vez, de preferencia niño y niña, y que naciera los primeros meses del año, lo recuerdo y me da risa, que ilusos éramos, queríamos cosas que no se podían planificar, jugábamos hacer dioses, como si nosotros podríamos decir cuando nace una nueva vida, o cuántos deben nacer, sin tener en cuenta que en España es ilegal escoger el género de un bebé, pero en ese momento yo no lo sabía, mi esposo nada convencido de esta locura repentina mía decidió aceptar.

Era primavera, me acuerdo que nos fuimos a pasear por la playa, pero antes de llegar pasamos por la clínica Y, en la puerta de la clínica había un súper cartel con la palabra *"Promoción en tratamientos de IA y FIV"*, lo ofertan como si se tratara de cualquier producto de tienda, me pareció

13

algo de mal gusto y poco profesional, pero no le puse mucha atención a eso, así que entramos y nos visitó la doctora, hablamos de los exámenes que había que hacer, los costos y tiempos del tratamiento, era una muy buena opción ya que todas las consultas eran totalmente gratuitas, desde la primera hasta la última, además de algunos exámenes que venían incluidos en el precio, un precio de 3.000€, bastante acomodado en comparación con muchas clínicas que visitamos después de esta, ya que en otras clínicas no bajaban de 5.000 - 10.000€ las más baratas y con la primera consulta gratis, porque las siguientes contaban de 100 - 200 euros por consulta, teniendo en cuenta que durante el tratamiento te visitan de una a dos veces por semana durante todo un mes o mes y medio, es un dineral increíble, allí empecé a pensar que tener hijos cuesta muchísimo, sin nacer aún ya era un desembolso bastante grande de dinero, por lo cual nos quedamos en la clínica "Y" la más económica en ese momento de toda Barcelona.

La falsa amabilidad de las enfermeras y la doctora nos acabaron de convencer, ya que en las clínicas que visitamos anteriormente nos habíamos encontrado con cada impresentable que era increíble que esas personas fueran doctores, ¿donde quedaba la calidad humana de los médicos?, a veces pensábamos que en vez de ir a una clínica, íbamos a fábricas de bebés, nos veían como números en vez de personas, como clientes que solo venían a dejarles el dinero, puesto que estas clínicas hoy en día compiten por los clientes, ofertan los tratamientos sin control alguno, al menos eso parece, en vez de solucionar un problema de salud parece que fuera un gran negocio tratando de derivar a la competencia, lo único que importa es la clase socioeconómica de los pacientes, lo importante es cuánto dinero tienes para dejar en la clínica, pero de eso me enteraría más adelante, cuando vi que en vez de ser una paciente me convertir en un banco que solo servia para sacar dinero, la doctora nos recalco de una vez que si el tratamiento no funcionaba fuéramos por la Ovodonación, ya que las mujeres mayores de 35 años era más conveniente ir directamente por esta técnica, debido a que a esa edad los óvulos descienden drásticamente, pero yo no le preste atención a eso, al fin y al cabo yo sólo tenía 33 años, no pensé que yo tendría problemas de ese tipo.

Tipos de exámenes y su costo

4.

Tipos de exámenes y su costo

Para abril del 2016 empezamos hacer los exámenes, cabe destacar que cada caso es diferente, cada clínica tiene sus propios métodos y protocolos, lo básico que se les hace a todos las mujeres son analíticas como hemograma o análisis de sangre completo, perfil hormonal, cariotipo, serologías, hepatitis B,C y sífilis, prueba ERA, (Análisis de receptividad Endometrial), DGP, (Diagnóstico Genético Preimplantacional), ERA y DGP son opcionales, ecografías, pruebas ginecológicas, exámenes pélvicos como la citología vaginal, histerosalpingografía, histeroscopia, y para el hombre le mandan también un hemograma completo, cariotipo, y Espermiograma o Seminograma.

Yo estaba súper contenta, como si de un nuevo viaje se trataba, estaba súper convencida de que tendría una nueva experiencia positiva en este proceso, pero para nuestra sorpresa yo tenía un problema bastante serio, tenía baja reserva ovárica y con 33 años recién cumplidos, ese fue el diagnóstico general de la doctora, más no me explico el porque pasaba esto, tampoco me mandó hacer la prueba ERA, que tiempo después de pasar todo el tratamiento y visitar a diferentes especialistas me di cuenta que es fundamental, además de mandarme a engordar un poco más aunque yo pesaba 50 kilos, ¿la razón? fue que como me pondrían dos embriones era mejor estar más fuerte para que mis futuros retoños pudieran adherirse bien al útero y nutrirse bien de mi cuerpo, eso en caso de que se implantaran los dos, ¿pero quién era yo para poner en tela de juicio el procedimiento médico de la doctora?, al fin y al cabo era una profesional, ¿no?.

Cuando entramos esa mañana a su despacho, la doctora estaba con su enfermera como siempre, más que su compañera parecía su guardaespaldas, sentada a la espalda de su superior, la enfermera al vernos entrar nos sonrío levemente, la doctora estaba muy ocupada al parecer, mi marido y yo saludamos y nos acercamos al escritorio, sin mirarnos ni nada nos dijo: —Hola, siéntense. muy seria, apática, a duras penas nos miraba, parecía que tuviera un mal día, siguió escribiendo en total silencio en el computador, no se que tanto escribía, pero el sonido del teclado era bastante fuerte en esa habitación blanca y fría por el aire acondicionado, el silencio era perturbador, cuando acabó de escribir se voltio y cogió de un cajón un paquete de hojas que resultó ser los resultados de nuestros exámenes, mirando los resultados mientras pasaba hoja por hoja nos dijo: —tienen un problema, bueno no, tu tienes el problema, —mirándome fijamente, voltio su mirada hacia mi marido y dijo: —él está bien, —Paro de mirar los resultados y me miro nuevamente muy seria, —tienes baja reserva ovárica, por lo que definitivamente tienes que ir por una invitro. —en ese momento creí que el mundo se detenía, como si me hubiera trasladado a otra dimensión desconocida, no sabía de qué carajos me estaba hablando, en ese entonces no tenía mucha información del tema, yo estaba en silencio y la miraba con cara de no entender nada, escuchaba su voz como en eco, como si fuera a lo lejos, no entendía lo que me decía, pero ella insistía en explicarme cómo era el procedimiento de la

16

invitro, mi mente se nubló, era como si hubiera puesto un salvapantallas, la miraba mover sus labios pero no la escuchaba, y cuando pude reaccionar lo único que le dije fue -que quiere decir con que tengo baja reserva ovárica, -por lo cual muy cortante, fría y distante me contestó: -que casi no tienes óvulos, por eso hay que hacer una invitro, vamos a estimular tus ovarios con medicación para que estos produzcan más óvulos porque casi no tienes, estas por debajo de la media. —lo que nos dijo fue un balde de agua fría, pero yo parecía que seguía sin reaccionar del todo, como si fuera un espectador mirando todo desde afuera, como si estuviera en una dimensión desconocida, lo único que podíamos hacer era mirarla, escucharla y seguir lo que ella nos dijera, como si fuéramos sus marionetas, nos dijo que definitivamente nos sometería a una FIV porque la IA, no nos serviría, por lo que nos dio fecha para empezar el tratamiento.

Cuando mi esposo y yo salimos del consultorio estábamos en silencio, sobre todo yo, no hablaba, tenía un nudo en la garganta que me dolía, solo caminaba mirando hacia el piso, miraba mis pies moverse pero todo por inercia, como si mi esposo fuera el que me guiara del brazo, cuando él decidió hablar solo me pregunto: —en qué piensas —yo no conteste y seguí mirando al suelo, él me dijo: -hey, qué te pasa, —dejamos de caminar, lo mire y cuando abrí la boca como para sacar una palabra y explicarle que me pasaba lo único que salió de mi fue un suspiro, como si me estuviera ahogando y no pudiera respirar, he inmediatamente mis ojos se llenaron de lágrimas, sin pronunciar palabras, lo único que hice fue llorar, solo salían sollozos de mi boca, miraba todo borroso de tantas lagrimas que tenia en mis ojos, sentía un dolor por dentro de la garganta que no paraba, como si me estuvieran ahorcando y si mi cuello estuviera resquebrajándose por dentro, es una sensación muy difícil de explicar, no entendía nada, no entendía el porque, ¿porque a mi? ¿cómo es que habíamos pasado de no querer tener hijos a querer tenerlos? y ¿como de supuestamente estar todo bien en mi cuerpo ahora era infértil? ¿cuando pasó todo eso? ¿porque no me entere antes? es una enfermedad silenciosa que no avisa, no hay síntomas ni indicios de que algo anda mal en tu cuerpo, había escuchado tantas historias de mujeres y hombres infértiles, pero no pensé que yo lo pasaría.

Cuando ves a otra persona pasando por esto siempre tiendes a decir como consuelo que la entiendes, pero no es verdad, para poder entenderlo hay que vivirlo en carne propia, puedes entender el problema, pero no el sentimiento, no la sensación, la angustia, la impotencia, el no poder controlar ni tu propio cuerpo te hace sentir vulnerable, mientras yo seguía aferrada al cuerpo de mi esposo, el me abrazaba fuerte mientras yo solo lloraba, me decía -no te angusties, tiene solución, la doctora lo hará bien, -pero yo era incapaz de creerlo, solo sabía que estaba defectuosa, que por mi culpa el no seria padre, que ya no podríamos experimentar esa sensación tan maravillosa de las que todos hablan, todos los sueños y las ilusiones se habían esfumado, cuando me calmé seguimos caminando en silencio, el trayecto a casa se me hizo eterno, pero al llegar lo único que hice fue acostarme en la cama y cubrirme de pies a cabeza, estuve todo el día en cama, parecía que el mundo se me hubiera venido encima, y estaba entrando en una depresión destructiva, no comía, no hablaba, no respondía a nada, mi esposo solo se limitaba a estar conmigo, a darme de comer, hacerme compañia, sin saber que decir, fui egoísta, solo pensé en mi, creí que yo era la única que estaba sufriendo, la que lo estaba pasando mal, pero la verdad es que él también sufría, ¿pero alguien debía ser fuerte no? Y le tocó a él, pero no por decisión propia.

Él siempre ha sido más positivo que yo, yo soy la negativa del hogar, ya no recuerdo desde cuando empecé a hacer tan negativa, siendo que los sagitario se supone que son muy positivos, pero desde que me había casado eso había cambiado un poco, no era tan negativa y extremista como antes de casarme, antes yo pensaba, negro o blanco, feliz o triste, no había intermedio, pero de algo siempre he estado segura, siempre consigo lo que quiero, lo que me propongo lo logro, porque es solo cuestión de disciplina, es como una especie de poder mental, tu atraes todo lo que quieras a tu vida, solo debes luchar por ello, así que a la mañana siguiente me desperté y dije: —no más, yo manejo mi vida. por lo que empecé hacer uso de todos mis medios tanto profesionales como personales para recabar información del tema, como buena histérica e incrédula de que mi infertilidad fuera el fin, comencé a buscar en internet este tipo de problemas en otras mujeres, entre a miles de foros, comunidades, miles de grupos de Facebook, de páginas especializadas en este tema, empecé a volverme una esponja de información sobre mi problema y algunos posible inconvenientes que se pudieran presentar en el camino, pero sobre todo me tranquilizo que yo no era la única mujer que pasaba por esto, que eran muchísimas las mujeres que pasaban por lo mismo, suena algo mal que lo diga, pero era tranquilizador saber que habían mujeres con el mismo problema y que lo superan, eso me daba fe y esperanza.

Este era un tema tabú que no se habla abiertamente, pero si se habla de ello en internet, muchas ocultan su identidad, como si les diera vergüenza hablar de su problema, pues muchas sienten que fallan como mujeres, pero inmediatamente las entendí, no se hablaba del tema por vergüenza, por el que dirán, por la compasión que sentirán otras personas por ti, por los comentarios desafortunados que harán con tal de hacerte sentir mejor, porque si saben tu problema te miran como un bicho raro, como la diferente, inmediatamente brota el machismo en algunas personas, sobre todo en los países latinos, ¡por tu culpa él no será padre!, ¡tu eres la culpable!, ¡la defectuosa!, ¡la impotente!, ¡la estéril!, las etiquetas empiezan a surgir por sí solas, debido a la ignorancia de la gente sobre el tema, todos estos comentarios los leí en miles de foros y los escuche decir a muchas personas, por lo cual tomamos la decisión de no decirle nada a la familia, no quería preocuparlos, ni que sintieran lástima por mí, ni que me trataran como si tuviera una enfermedad terminal, no quería que me trataran diferente a como me venían tratando hasta ahora solo por tener problemas de infertilidad, con cada historia, cada comentario, cada mujer que pasaba por eso y no lo superaba yo me venía abajo, fue duro saber que tenia baja reserva ovárica, a pesar que tenía solución, mi negatividad era más fuerte que yo.

En cada visita que iba a ver a la doctora le preguntaba algo nuevo, pero a ella parecía que no le hacía mucha gracia que yo fuera tan curiosa, al menos esa era la impresión que me daba, me explicó que las mujeres nacen con un número fijo de óvulos que permanecen latentes en los ovarios, pero que cada mes se van liberando una cierta cantidad de óvulos que se pierden por medio del ciclo menstrual, y es a partir de los 35 años que la fertilidad empiezan a experimentar un gran descenso, ya no se producen tantos óvulos como cuando se es joven, explicado de una manera sencilla para que yo lo entendiera, pero que a pesar de eso, no sabia el porque a mi edad era tan evidente ese descenso, me dijo que podían ser múltiples razones por las que tenía el problema, pero no se podía saber con certeza cuál sería el motivo, por lo que me aconsejo que no me molestara buscando tanta información en internet, porque me podría sugestionar y estresar más de lo que estaba, así que decidí hacerle caso, dejar de buscar tanta información y relajarme un poco, al fin y al cabo era su trabajo descifrar el misterio de mi infertilidad.

Una semana antes de que llegara mi periodo y fuimos a buscar las órdenes para los exámenes de laboratorio, como ya había dicho antes son tratamientos muy costosos, habíamos escogido esta clínica porque dentro de todas las clínicas de Barcelona que visitamos, era la más económica y las visitas eran gratis a comparación de las demás clínicas donde todas las visitas te las cobraban, excepto la primera visita que era gratuita en algunas clínicas, y las demás no bajaban de 100 euros, además había una promoción en estos tratamientos por lo cual era más económico.

Para empezar el tratamiento de FIV en realidad costaba 4.130 €, pero como estaba en promoción lo bajaban a 3.895 €, una rebaja de 235 €, !huao!, era el súper descuento, pero teniendo en cuenta que en otras clínicas me costaba el mismo tratamiento 5.000 € - 10.000 €, más las visitas que no eran gratuitas, era un buen precio para tener en cuenta, la vitrificación de embriones durante un año era gratis, por lo de la promoción, pero en otras clínicas rondaba los 600€ - 1200€, las analíticas para el hombre costaban 150 €, pero las de la mujer costaban 200 €, eso si, la histeroscopia diagnóstica iba aparte, tenía un valor de 250 €, el Seminograma ronda los 60 € a 150 € y también va aparte de la promoción, por suerte a mi esposo le costo 60 €, los cariotipos rondan los 100 € a 300 €, pero a nosotros nos salió gratis gracias a nuestros doctores de cabecera que nos ayudaron mucho en el proceso, sobre todo haciéndonos los exámenes que podrían entrar en la sanidad privada, eso sí faltó la prueba ERA, que no me mando hacer y que tenía un valor de 800 € a 1200 € , además de la prueba DGP que va de 2.700 € - 4.000 €, pero esta prueba permite estudiar el ADN de los óvulos y los embriones, básicamente es para evitar la transmisión de enfermedades hereditarias graves por alteraciones genéticas y monocromáticas en los embriones antes de que se implanten en el útero, y está indicado especialmente para pacientes con fallos de implantación, abortos repentinos y mujeres de edad avanzada.

Valores que indican una baja reserva ovárica

5

Valores que indican una baja reserva ovárica

Equilibrio hormonal y causas de la infertilidad o esterilidad

Según el doctor Robert Greene y Laurie Tarkan en su libro de Equilibrio hormonal para la fertilidad, dice que el equilibrio hormonal es la base fundamental para la fertilidad, pero cuando este equilibrio se ve alterado es cuando aparece el desequilibrio hormonal y con ello la infertilidad, por lo cual es conveniente llevar un estilo de vida saludable, escogiendo mejor los alimentos, cosas más naturales y no tan procesadas, hacer ejercicio regularmente pero sin excederse, descansar adecuadamente y sobre todo bajar como sea los niveles de estrés, cosa difícil en mi porque ya tenia el estrés por las nubes con lo de mi diagnostico.[1]

Esto lo vine a saber mucho tiempo después de acabar con mi tratamiento, pero mientras yo me resistía a tener un solo diagnóstico, por lo que iba a mi doctor de cabecera y a mi ginecóloga, ha que me dieran su opinión profesional aunque no fueran especialistas en el tema, a preguntarles cosas que la doctora no tenía tiempo de responderme o simplemente no quería responder, por lo cual empecé preguntando ¿el porqué de mi baja reserva, y que podía hacer?, para lo que ella y mi medico coincidieron en la respuesta de los primeros pasos que debía tomar para solucionar el problema.

Lo primero que me aconsejaron fue baja los niveles de estrés, trata de comer mejor y has ejercicio, pero era lo contrario a lo que me había dicho la doctora, porque ella me decía que al tratar de ponerme dos embriones debía estar un poco más gorda, a lo mejor yo lo entendí mal, lo que quería decir era que me alimentara mejor y que de pronto estaba baja de peso por lo que era recomendable subir un poco, no lo sé bien, a ella no lograba entenderle muchas cosas, siempre era muy técnica, por lo cual tenía que preguntar a mis médicos de confianza sobre el tema.

Otro consejo que me dieron fue empezar a tomar ácido fólico, me dijeron que siempre que se planea un embarazo es recomendable tomarlo como mínimo tres meces antes de la gestación, ya que ayuda al crecimiento de las células del ADN, previene abortos, partos prematuros y algunas enfermedades en el futuro bebé, como el labio leporino, defectos del tubo neural como la espina bífida, que es una grave malformación en la columna vertebral en el primer mes de gestación, así que yo bien mandada seguí sus indicaciones.

---

1 Robert Greene y Laurie Tarkan, Equilibrio hormonal, Urano, 11 mayo 2009

Hay una confusión enorme en cuanto a esterilidad e infertilidad, yo era una de las que estaba confundiendo esos términos por lo que mi ginecóloga me explicó que la *esterilidad* es básicamente la incapacidad de reproducirse o conseguir una gestación, mientras que la *infertilidad* es cuando la pareja consigue la unión del espermatozoide con el óvulo, se logra la gestación, pero el embarazo no llega a término y se produce un aborto, y se da básicamente por diversos factores que a veces no se logran concretar, las más frecuentes son las infecciones, tanto en los hombres como en las mujeres, la baja reserva ovárica, enfermedades en las trompas, alteraciones monocromáticas, la endometriosis, trombofilia, ovario poliquístico, infecciones uterinas o alteraciones endocrinas, personas con diabetes, con hiper o hipotiroidismo, obstrucción tubárica, problemas inmunológicos, miomas, reglas irregulares, en fin, en los hombres es más que todo es la difusión eréctil, la baja movilidad espermática o la ausencia de los espermatozoides, pero sobre todo lo que más afecta a las parejas es la vida sedentaria y poco saludable, el estrés, las comidas procesadas, grasas transgénicas, una alimentación poco equilibrada, el sobre peso, el no hacer deporte, el abuso de la cafeína, el tabaquismo, el exceso del alcohol y las drogas son los factores más influyentes para la infertilidad, así que si quieres lograr un embarazo es mejor empezar a cambiar el estilo de vida a uno más saludable.

También me explicó que tener baja reserva ovárica no quiere decir que este en la perimenopausia ni que la menopausia me fuera a llegar pronto, solo que había algo que estaba haciendo que no produjera suficientes óvulos, aunque la mayoría de las veces no se sabe con exactitud que puede causar una baja reserva ovárica, me explico que pueden haber muchas causas como que los óvulos se destruyan más rápido de lo habitual, que padeciera de endometriosis, qué es la causa más frecuente por la que no hay una buena reserva u otro tipo de enfermedades pero que no eran mi caso, yo en teoría estaba totalmente sana según los exámenes. Aunque no se conozca la razón por la que se da la baja reserva ovárica no es muy relevante a la hora de determinar qué tratamiento se debe seguir para solucionar este problema.

Mi ginecóloga me explicó que el estudio de los folículos antrales se realiza por medio de una ecografía, al inicio del ciclo menstrual y se valora el número de folículos que hay en los ovarios, con un tamaño entre 2 y 10 mm, si se observa un número igual o superior a 10 mm, quiere decir que se tiene una buena reserva ovárica, es decir entre más folículos se vean, mejor reserva ovárica se tendrá mediante la estimulación ovárica, el problema es que yo estaba entre 4 y 6 mm, lo que significaba que tenía una baja reserva, pero que todavía se podía hacer algo.

Le di mis exámenes a mi doctora y con paciencia y tiempo empezó a descifrar ese mundo de números y términos médicos que yo no lograba entender, además de explicarme los valores normales en los que deberían estar.

¿Que es el perfil hormonal y cuales son los niveles normales?

6.

¿Que es el perfil hormonal y cuales son los niveles normales?

Es un examen de sangre que permite estudiar las hormonas y que valora funcionamiento de los ovario, este perfil estudia las hormonas como el Estradiol, la progesterona, la prolactina, la hormona foliculoestimulante - FSH, hormona estimulante de tiroides - TSH, la antimulleriana - AMH y luteinizante - LH, que permite ver en general las funciones de cada una, pero este perfil varía el estudio de las hormonas dependiendo de cada laboratorio.[2]

La AMH (antimulleriana) se puede solicitar en cualquier momento del ciclo menstrual, es la que valora la reserva ovárica, mientras que el estradiol y la FSH (hormona foliculoestimulante) debe hacerse entre el segundo y cuarto día del ciclo menstrual. La FSH sirve para valorar la reserva folicular, los niveles altos de esta hormona hace que haya baja reserva ovárica, en cuanto más altos sean los valores peor será la respuesta a la estimulación por medio de fármacos, por lo cual es mejor esperar que estos valores sean más bajos para iniciar la estimulación.

A continuación les explico brevemente que es cada hormona, cual es la función de cada una y cuales son los valores normales que deben tener.

La hormona folículo estimulante - FSH (3-9 mUI/ml). Es la encargada de favorecer el desarrollo y maduración de los folículos ováricos en pequeños sacos donde estos crecen y maduran los óvulos, esta hormona actúa directamente sobre el ovario y ayudan a determinar la reserva ovárica. Si esta hormona se encuentra por debajo de 6 mUI/ml, quiere decir que tiene una excelente reserva ovárica, pero si esta por 6-9 mUI/ml, quiere decir que es una buena reserva ovárica, entre 9-10 mUI/ml, es una reserva moderada, y de 10-13 mUI/ml , es una baja reserva, pero si pasa de los 13 mUI/ml, es muy baja reserva ovárica, mi resultado estaba en 14,07 mUI/ml.

La hormona luteinizante - LH (2-10 mUI/ml). Es la encargada de la ovulación, es decir, que se lleve a cabo la maduración folicular, que salga el óvulo del folículo, para posteriormente producir la secreción de progesterona. Si la LH está por encima de las 20 mUI/ml, quiere decir que se producirá la ovulación, pero mi resultado estaba por los 4,10 mUI/ml es como si yo estuviera usando algún tipo de anticonceptivo según me dijo mi doctora.

Hormona estimulante de la tiroides - TSH (0,2 -4,7 mUI/ml). Esta hormona ejerce su acción sobre la glándula tiroidea y se hace para evaluar su buen funcionamiento y que no cause hiper o hipotiroidismo, mi resultado estaba en 1,34 mUI/ml.

2Entrevista realizada a diferentes profesionales de la salud como ginecólogos, endocrinólogos y especialistas en fertilidad

Antimulleriana - AMH (0,7-3,5 ng/ml). Su función principal es evaluar la función del ovario especialmente la reserva ovárica, es decir, la formación y desarrollo de los folículos, además de ver la cantidad de óvulos que le quedan a una mujer y su calidad, con la edad de la mujer esta hormona va disminuyendo, un valor muy bajo indica una baja reserva, en teoría a partir de los 35 años en adelante empieza a disminuir, pero yo no tengo 33 años y esta hormona en mi tratamiento no me la miraron.

El estradiol (27-160 pg/ml). Esta hormona tiene la función de activar la hormona LH para inducir a la ovulación, junto con la progesterona van preparando el endometrio para que haya la implantación embrionaria. Los valores por debajo de los 50 pg/ml es lo ideal para una mujer fértil, en cambio los valores anormalmente elevados pueden indicar la presencia de quistes o baja reserva ovárica, cuando esta reserva disminuye en ciertas ocasiones se produce un ciclo menstrual más corto, lo que se refleja en el aumento del estradiol al inicio del ciclo, según mis resultados tengo 31,4 pg/ml.

La prolactina (0-20 ng/ml). Esta hormona es fundamental durante el embarazo, ya que estimula la producción de leche en las glándulas mamarias y la síntesis de progesterona en el cuerpo lúteo. Las mujeres embarazadas pueden estar entre 10 - 300 ng/ml y las que no lo están deberían estar sobre 0 - 20 ng/ml, yo estoy entre 37,4 ng/ml, pero por si en algún caso sin estar embarazadas tienen un valor de 80 ng/ml quiere decir que hay algún tipo de problema que puede ser causado por algún tumor o por el síndrome de ovario poliquístico.

Progesterona (5-20 ng/ml – en el día 21). Su función principal es preparar el endometrio para facilitar la implantación del embrión, en el día 21 del ciclo los valores deben estar entre 5 - 20 ng/ml para afirmar que se ha producido la ovulación, a partir de las 10 primeras semanas de embarazo es la placenta la que se encarga de producir la progesterona.

Cómo equilibrar las hormonas

7.

Cómo equilibrar las hormonas

La maternidad cada vez más se ve retrasada por diversos factores como el estilo de vida, la posición socioeconómica o estabilidad laboral y personal entre otros, son muchos los factores por los que hoy en día se retrasa la maternidad, pero esto ocurre solo en países más desarrollados, en Europa en general la maternidad se retrasa mucho, la edad media de las mujeres para ser madre primeriza es a partir de los 30 en adelante, excepto en reino unido que la maternidad para el primer hijo se sitúa en los 40, según los últimos datos del Instituto Nacional de Estadística (INE) y la agencia europea de estadística Eurostat. Mientras que en países Latinoamericanos, el Caribe y África ocurre lo contrario, los embarazos ocurren a edades muy tempranas entre los 13-22 años según el Departamento de Registros y Estadística del Ministerio de Salud y Informe de Equidad en Salud 2016, Unicef y Tulane University en julio pasado.

Conociendo ya el dato que en Europa la maternidad es más tardía, también se presentan ciertos problemas a la hora de ser madres, así que tener un buen equilibrio hormonal es fundamental ya que este es uno de los principales factores de infertilidad, tienes que prestan mucha atención a la dieta, el estilo de vida, el estrés, y el ambiente laboral en el que te mueves, porque son factores muy influyentes en un desequilibrio hormonal, según datos que obtuve mediante entrevistas a diferentes profesionales de la salud. Recuperar el equilibrio hormonal requiere tiempo y esfuerzo además de muchas visitas a especialistas en hormonas como los endocrinólogos.

Todas las hormonas son importantes y trabajan en conjunto formando grupos con funciones similares, algunas pueden equilibrarse solas, pero otras no, cuando algún grupo se desequilibra puede afectar a la salud y especialmente a la fertilidad, según lo comenta el doctor Robert Greene, cosa que no te dicen en las clínicas de fertilidad, ya que en algunas clínicas les falta ética y moral a la hora de tratar a los pacientes, como en mi caso, se hizo el examen para ver las hormonas y aún sabiendo que mis hormonas estaban desequilibradas, mi doctora siguió con el tratamiento de fertilidad sin regularlas primero, es decir, empezó por el final, por eso aquí les quiero explicar según lo que investigué y aprendí de diversos profesionales con ética médica de verdad, cómo afectan estas hormonas al cuerpo y cómo podemos equilibrarlas de forma natural o con ayuda de un endocrino.

El grupo de hormonas como el cortisol , las endorfinas, la adrenalina y la corticoliberina son hormonas del estrés, cuando este grupo se desequilibra por mucho tiempo, puede ocasionar todo un caos en el cuerpo, ocasionando ansiedad, depresión, insomnio y la famosa infertilidad.[3]

---

3 Charles R. Beckmann y Frank W. Ling, Ginecología y obstetricia. 1 Abril del 2015.

Otro grupo de hormonas claves en la fertilidad son la melatonina, la insulina, la somatropina, la grelina y la leptina, estas hormonas controlan el peso, la digestión y el crecimiento, pero sobre todo hay que controlar el peso, porque es uno de los síntomas más comunes en el desequilibrio hormonal, que por lo general se pasa por alto, ya que si se desequilibran pueden ocasionar múltiples enfermedades y esto impedirá que puedas quedarte embarazada, así que como primer paso para mejorar tu fertilidad es controlar tu peso, haciendo cambios en la dieta, mejorando tu actividad física y sobre controlando el estrés.

Debes empezar a comer un poco más sano, como frutas, verduras, fibras y usar siempre preferiblemente el aceite de oliva ya que es mucho más sano, ten en cuenta que las grasas saturadas, los carbohidratos, demasiados hidratos de carbono, comidas y azúcares procesados, además de la anemia, afectan a la fertilidad y tiende a aparecer la resistencia a la insulina, aunque esta esté asociada al sobrepeso, no todas las personas con resistencia a la insulina tienen sobrepeso, pero si mantienes por mucho tiempo los niveles de esta hormona elevada puede ocasionar desequilibrios hormonales y afectar a la fertilidad, como dato curioso las guindillas, ají, o pimientos picantes tienden a reducir la resistencia a la insulina y favorece el equilibrio hormonal.

Cuando se tiene sobrepeso todo el grupo de hormonas se ve afectado, no solo en las mujeres sino también en los hombres, cuando cae la testosterona a ellos se les baja el libido, les afecta reduciendo el número de espermatozoides y haciendo que sea de baja movilidad y calidad, además que pueden sufrir de disfunción sexual, en cambio a una mujer con sobrepeso el problema es más grave, porque el sobrepeso hace que aumente la testosterona que interrumpe la ovulación.

Del otro extremo tenemos a los hombres y mujeres muy delgadas, esto también afecta a la fertilidad, todos los extremos son malos, hay que tener un equilibrio dentro de lo normal, incluso en las mujeres muy delgadas se corre el riesgo de que el óvulo fecundado no llegue a implantarse, entre otros problemas que se pueden generar, según muchos estudios, debes variar tu peso para bajarlo si es el caso del sobrepeso o aumentarlo si es el caso de extrema delgadez, en seis semanas se pueden ver los resultados con solo modificar tu alimentación y actividad física, camina por lo menos de 20 a 40 minutos diarios y veras como hay un gran cambio, quizás fue por eso que la doctora me dijo que subiera un poco más de peso, porque con mi reserva calórica que tenía en ese momento(49K - 50K) no era suficiente para aguantar un embarazo y menos de gemelos como yo quería.

Otro grupo de hormonas son la prolactina que interviene también en la parte emocional, la tiroidea y las diuréticas, que tienen funciones similares como mantener la temperatura, la hidratación y satisfacer el requerimiento de oxígeno que necesita el cuerpo.

Juan Luis Alcázar Zambrano, Obstetricia y Ginecología. 16 Diciembre 2016

El último grupo serían las hormonas sexuales y de reproducción, como la lutropina (LH), folitropina (FSH)la testosterona, la progesterona y el estrógeno, son hormonas muy importantes para la fertilidad y la reproducción, ya que son las que mandan en la reproducción y liberación de los óvulos y espermatozoides sanos, por lo general el cerebro a mitad de la noche envía señales al ovario para ovular, así que es mucho mejor tener relaciones sexuales en las mañanas cuando el óvulo ya ha sido liberado y los niveles de testosterona y libido están más altos que al final de la noche.

Un dato curioso que explica el doctor Robert Greene en su libro es que sino no quieres quedarte embarazada optes por anticonceptivos orales, ya que estos además de evitar un embarazo cuidan de tus óvulos, evitando que cada mes se liberen uno o dos óvulos y se pierdan en vano, pues al llegar al final de los 30 años, se pierden más óvulos por mes, por eso los anticonceptivos orales lo que hacen es que conservan tu ovulación por más tiempo en vez de gastarlos cada mes, eso sí, ten cuidado, porque está científicamente demostrado que los anticonceptivos orales no solo mejoran el equilibrio hormonal sino que también mejoran la fertilidad después de dejarlos de tomar, se dice que las mujeres son mucho más fértiles los tres primeros meses después de dejar los anticonceptivos.

Mi visión sobre la maternidad

8.

Mi visión sobre la maternidad

Siempre había pensado que ser madre era un trabajo muy tedioso y entregado, dado que he convivido con muchas madres adolescentes, las he visto sufrir y pasar muy mala vida al ser madres tan jóvenes, han tenido que dejar sus sueños y aspiraciones de lado para entregarse totalmente a la crianza de sus hijos, ya no podían ser ellas mismas, ya no podían pensar solo en ellas, tenían responsabilidades distintas, ya no eran libres, estaban esclavas del hogar, de los hijos y el marido, no podían salir de fiesta, ir al cine, viajar, o cosas tan sencillas como ir a comer un helado, arreglarse las uñas o el pelo, porque necesitaban ese tiempo y dinero para sus hijos, ya no podían solo dedicarse a estudiar, tenían que estudiar y trabajar para poder mantenerse, o pedirle a sus padres ayuda para salir adelante.

Si eras madre adolescente no solo perdías tu libertad sino también tu dignidad a ojos de otras personas, en concreto a ojos de otras adolescentes y madres de otras chicas, porque según estas madres, las chicas que se quedaban embarazadas a temprana edad eran mala influencia para sus hijas, eras el hazme reír del colegio, la que estaba en boca de todos, la chica que se quedó embarazada, la chica que solo es madre, nada más, como si fuera un trabajo fácil, ser madre era dejar tu vida de lado para vivir otra que no era la tuya, para vivir la vida con un hijo, para criarlo y hacer que sea buena persona, que sea incluso una versión mejor que ti mismo, ser madre es un trabajo a tiempo completo, ya no puedes hacer las cosas que hacías antes, ya no eres tan libre como antes, como dice Samanta Villar en su libro, *Madre hay más que una*, es perder calidad de vida, no se por que la critican tanto si tiene razón, cuando eres madre ya no tienes todo el tiempo para ti, quizás suene un poco egoísta pero a veces hace falta tener un tiempo para ti misma, un tiempo a solas para cuidarte, para mimarte, para darte un capricho, para hacer algo que te guste, pero por el contrario ese tiempo ya se ha perdido, sobre todo en los países latinos donde abunda el machismo, la mujer en casa cuidando de los hijos y el hombre en la calle trabajando para mantener el hogar, pero si eres madre de un pequeño y sales a cenar, a bailar, de compras o al cine con alguna amiga o pareja te llueven las críticas, te dicen que eres mala madre, que dejas a tu hijo solo, que no serás capaz de cuidarlo y un sin fin de reproches como si esas personas fueran las que cuidaran de tu hijo, como si tuvieran el derecho de reprochar y criticar todo lo que hacen otras madres, según la sociedad todas tienen que ser iguales en cuanto se convierten en madres.

Si eres madre debes decir que es lo mejor del mundo, que es todo bello, que es lo mejor que te ha pasado en la vida, que un hijo es el amor verdadero, pero cuántas veces hemos escuchado a madres o padres abandonar o matar a sus hijos y viceversa, ¿donde queda ese amor verdadero?, hay muchas cosas que otras mujeres nunca te cuentan, ni siquiera tu propia madre. Cuando eres madre ante la sociedad no es políticamente correcto decir algo malo de tus hijos, así ellos sean una cáspita

31

completa, no es políticamente correcto quejarte por no dormir, tener que cambiar pañales todos los días a cada momento, tener que sentarse horas y horas con tus hijos hacer deberes, o repetir con ellos toda la primaria y secundaria ayudándolos, no es políticamente correcto viajar sin tus hijos o mucho menos volver a trabajar si ellos tienen solo unos cuantos meses, no es políticamente correcto tener depresión al tener un hijo, como suele sucederles a muchas madres, la famosa depresión postparto, no es políticamente correcto llorar, sentirse mal, sentirse abrumada, desbordada, estresada, sentirse triste,querer gritar o querer pedir ayuda a gritos, porque según la sociedad machista en la que vivimos todas las mujeres están programadas para eso, para ser madres y aguantar todo lo que se les venga encima, al menos ese es el pensamiento en países latinos.

A mi pareja y a mi nos encanta viajar, salir, cenar, ir al cine, ir de compras, pasarnos el día entero en la playa o un domingo acostados todo el día viendo pelis y comiendo palomitas, helados y todo tipo de comida chatarra que se nos cruce por el camino, amamos nuestra libertad y nuestro tiempo libre, pero también queríamos probar la maravillosa experiencia de la que todos hablan al ser padres, pero curiosamente cuando lo hablamos con amigos que ya tienen hijos nos dicen todo lo contrario, si es hermoso una vez los tienes no puedes vivir sin ellos, *pero*, aquí empiezan todos los peros, pero prepárate para no dormir, pero prepárate para cambiar pañales todos los días, pero prepárate para compartir tu cama con los niños, pero prepárate para olvidarte del cine, de las salidas, de las cenas incluso prepárate para no tener sexo en meses y estar agotado siempre, con tantos peros, era lógico que nos replanteemos año tras año el querer ser padres, aún así, un día nos decidimos, no sé si nos nació la necesidad o fue una necesidad impuesta por la sociedad, amigos o familiares, el caso es que nos decidimos a buscar los bebés.

Día de Sant Jordi

9.

Día de Sant Jordi

llegó el de Sant Jordi, para ese entonces estábamos a punto de empezar el tratamiento, a mi me encanta este día, Barcelona se llena de miles de flores de todo los colores, en cada esquina hay vendedores de flores y libros, por toda la ciudad hay miles de autores firmando libros para sus fans, la tradición dice que al hombre se le regala un libro y a la mujer una rosa, pero en vez de una rosa siempre quiero un libro, me es más productivo y divertido, debido a que estábamos pasando por este procedimiento FIV y no había casi información sobre el tema, o faltaba información de primera mano, de alguien que lo haya vivido en carne y hueso, opte por comprar el libro de Samanta Villar, una gran periodista que me encanta, para esa época ella saco su libro sobre su maternidad, contando su historia y la de muchas parejas más, quería saber cómo había sido su tratamiento, así que nos fuimos al centro comercial donde ella estaba firmando los libros, casi no había gente en la cola para que ella firmara libros, dado que su opinión sobre la maternidad había levantado mucha polémica y malestar entre otras mujeres, así que yo aproveche y fui a que ella me firmara el libro, pero cuando la vi, me quede petrificada, es una mujer tan luchadora, linda, inteligente y defiende sobre todo el mundo sus opiniones, así el mundo se le venga encima, yo la tenia al frente, quería decirle tantas cosas, quería abrazarla, darle un beso, decirle que la admiraba mucho y que estaba de acuerdo con algunas de sus ideas sobre el libro, pero no pude, me quede como una estatua, !que tonta!, ella me saludo y me pregunto porque compraba el libro, a lo que yo respondí que estaba empezando un tratamiento de fertilidad, así que ella sonrío y me hizo esta dedicación, *!Para Andrea, mucha suerte en tu carrera hacia la maternidad!*, lo cual me gusto mucho y me dio ánimo para seguir adelante.

Ese día la pasamos muy bien, mi esposo y yo salimos a comer fuera, a mirar los puestos de flores y los libros, a tomarnos fotos y disfrutar del día de Sant Jordi, pero aún así yo sentía una tristeza grande que no me dejaba, la preocupación de que las cosas no estuvieran saliendo como las planeamos me estresa, por lo cual mi esposo quiso levantarme el ánimo regalándome un viaje a Venecia, así que ese mismo día lo compramos, siempre había querido visitar la ciudad del amor, de los canales, con sus hermosas góndolas, así que al mes siguiente, en mayo del 2016 nos fuimos a Venecia, somos tan locos que no fuimos solo a pasar el día, fue un viaje increíble, definitivamente me levanto el ánimo, nada más llegar tuvimos tanta suerte que el día estaba muy soleado, estábamos a 22-25 grados, por lo que Venecia se miraba más hermosa aún, el sol pegaba fuerte sobre el mar, hacía mucho calor, todo era tan lindo que yo no sabía a dónde mirar, estaba encantada, nos montamos a un vaporetto y nos fuimos a pasear por muchas de sus islas, a perdernos en sus pequeñas calles, a visitar los lugares más típicos de la ciudad, y por supuesto hacer algunas compras, me encantaron los accesorios de Murano, los collares, aretes, manillas, figuras y las miles de máscaras típicas de Venecia, además de su deliciosa gastronomía, aunque yo solo comí pizza, era la pizza más rica que había probado nunca, mi esposo comió pasta con mariscos, el olor era delicioso, los helados son increíbles, y la famosa bebida Spritz, típica de Venecia, sin palabras, definitivamente fue un viaje increíble, el cual grabe para tenerlo de recuerdo pero que después lo subí a mi canal de YouTube.

Cuando volvimos a Barcelona mis exámenes se habían tardado más de lo normal, ya era junio, cuando supuestamente había que iniciar el tratamiento, pero mi queridísima regla se adelanto, así que sin los exámenes en mano y con mi regla antes de lo previsto no podíamos iniciar el tratamiento, debido a que una o dos semanas antes debe iniciarse la estimulación ovárica, por lo cual, era otro problema más que teníamos que resolver, a eso se le sumaba que la doctora tenía la agenda hasta arriba, era un sin fin de problemas que había que afrontar, siempre que me pasan mil problemas para lograr mis objetivos pienso que es una señal de que no me conviene y suelo dejarlo o en otras ocasiones afrontar lo que se venga, pero yo estaba muy positiva después del viaje a Venecia, había recargado mis energías, así que la doctora después de tantos inconvenientes nos aconsejó dejar el tratamiento para julio, además que ella se iría de vacaciones, lo aceptamos, tampoco había de otra, para ese entonces a mi esposo le dieron vacaciones, por lo que decidimos irnos de viaje nuevamente, esta vez a las famosas Islas Canarias, a nosotros nos encanta viajar, por lo cuál estábamos súper emocionados, mientras hacíamos las maletas pensamos que este sería el último viaje sin hijos, lo vamos a disfrutar al máximo, porque la vida nos cambiará al cien por cien.

A mediados de Junio nos fuimos de vacaciones, fue un viaje increíble, nada más llegar salimos a caminar la isla, comer, comprar cosas y hablar de todo, soñar despiertos, tomar muchísimas fotos y tener unos recuerdos increíbles para mostrar a nuestros futuros hijos. Al día siguiente nos fuimos de paseo en un catamarán a recorrer la isla, almorzamos y bebimos en el barco, tomamos el sol hasta quedar rojos como gambas, el paisaje era impresionante, un lugar mágico, hermoso, todo en calma, solo el sonido del mar, la brisa y el sol en la cara, era una delicia, el mar era tan lindo, tan grande, que nos metimos a nadar por un buen rato, su color azul era fantástico, se miraba el fondo marino, era increíble, no quería que ese día acabará.

Ese mismo día paseamos por la playa de las Runas, es un paisaje increíble, el clima es delicioso, parece que estás en el desierto pero al mismo tiempo en el paraíso, fue un viaje mágico. Los siguientes días no salimos de las playas que tiene esta hermosa isla, nos dedicamos solo a pasear, comer y a comprar, que puedo decir, amo las compras, la gente y la comida tan rica hizo que me sintiera como en casa, como en mi querida Colombia.

Que es el tratamiento hormonal, cuál es la medicación y cuánto cuesta.

10.

Que es el tratamiento hormonal, cuál es la medicación y cuánto cuesta.

Un tratamiento hormonal es un tratamiento médico que consiste en la administración por vía oral y subcutánea de hormonas que elaboran los ovarios para ajustar las concentraciones bajas que hay en estos, es decir, estimular los ovarios por medio de medicación para producir la ovulación y poder extraer más óvulos en vez de uno o dos que se producen cada mes, en otras palabras es un chute de hormonas durante un tiempo determinado.

Cuando llegamos de nuestro viaje la enfermera nos dio la lista de medicamentos que teníamos que comprar, porque si bien el tratamiento de invitro es de 3.895 € la medicación iba aparte, esto se aplica a todas las clínicas, la medicación nunca va incluida en el precio inicial, así que prepárate para desembolsar entre 1.200 € a 2.000 € solo en medicación. En capítulos anteriores había dado los precios de los exámenes y tratamiento así que ve haciendo cuentas, en los exámenes se van más o menos entre 600 y 900 euros, el tratamiento cuesta 3.895 € y la vitrificación entre 450 € y 1200 € ahora hay que sumar la medicación, que en mi caso fueron 1.151.93 € ¿poquito verdad?.

En cuanto a los medicamentos que me dieron fueron estos:

Yasmín (anticonceptiva) – 10.00 €
Testim de 50 MG (7 tubos, uno diario, cada envase contiene 5g) – 15.00 €
Elonva 150 MCG – 509,51 €
Menopur 1200 UI – 332,83 €
Orgalutran 0.25 MG – 191,28 €
Ovitrelle 250 MCG – 50.63 €
Zitromax 1000 MG – 15,72 €
Utrogestan 200 MG 60 capsulas – 41,96 €

Yasmín: es un anticonceptivo que se utiliza para evitar el embarazo Cada comprimido contiene una pequeña cantidad de dos hormonas femeninas diferentes, denominadas drospirenona y etinilestradiol. Los anticonceptivos que contienen dos hormonas se denominan anticonceptivos combinados.

Testim: su ingrediente activo es la testosterona, es un gel que se aplica en el caso de los hombres en los hombros y en las mujeres en el vientre, es una capa fina de gel que se absorbe en la piel. La testosterona sustitutiva se administra como una terapia cuando los niveles de la testosterona natural están muy bajos, con este gel lo que se pretende es que la testosterona natural vuelva a sus valores normales, cabe resaltar que los niveles de testosterona natural disminuyen con la edad tanto en hombre como en mujeres, tener unos niveles bajos pueden ocasionar un menor apetito sexual, impotencia, infertilidad, fatiga y debilitamiento de los huesos y una menor actividad mental y física.

Elonva: sirve para el crecimiento y desarrollo de los óvulos en los ovarios, estimulando al grupo de hormonas gonadotróficas, hormonas claves en la fertilidad y en la reproducción humana. Una de estas hormonas es la famosa hormona estimulante del folículo – FSH, mencionada en capítulos anteriores, en cuanto a la dosis que debe suministrarse va a depender de cada médico según sea el caso de cada mujer, generalmente las mujeres con peso igual o menor a 60 kg la dosis única de 100 microgramos, uno de los primeros días de su regla, mientras que las mujeres con peso superior a los 60 kg: dosis única de 150 microgramos de Elonva.

Menopur: es un medicamento a base de gonadotropina que utiliza durante la estimulación ovárica, por lo general se utiliza con algún otro medicamento de estimulación ovárica, su función principal es mejorar la calidad del embrión y mejorar la tasa de implantación, eso si, es muy posible que notes un aumento de peso, que te sientas hinchada o retengas más líquidos durante su administración puesto que se trata de una medicación hormonal.

Orgalutran: es un medicamento antagonista de la GnRH, (es la hormona liberadora de gonadotropinas, secretada por el hipotálamo del cerebro para regular el ciclo menstrual de la mujer), su objetivo es frenar el crecimiento de los folículos para evitar una ovulación prematura o espontánea antes de la punción folicular, es decir, se trata de evitar que los folículos más grandes se rompan solos antes de la punción, pero eso es si en el control rutinario el especialista ha apreciado un crecimiento desigual de los folículos, se usa más que todo en la recta final de la estimulación. En cuanto a los días de aplicación debo decir que es un ciclo corto, pero cada caso es diferente, la duración lo determina el especialista, aunque esto suelen ser unos 5 o 6 días después de haber empezado con la estimulación ovárica.

Ovitrelle: tiene como función principal de inducir a la ovulación, hacer madurar y romper los folículos para que estos salgan el óvulo. El principio activo es la coriogonadotropina, también conocida como hCG, que provoca la maduración final del ovocito, por lo cual este se queda en suspensión en el líquido folicular, dentro de cada una de estas estructuras llamadas folículos y es a partir de las 36 horas que el folículo se rompe y libera su contenido.

En el caso de la inseminación artificial, el objetivo es que se liberen los óvulos a la vez que se deposita la muestra de semen en el útero, para que estos se fecunden por sí solos, pero en la caso de la fecundación in vitro, la punción se realizará antes de que se rompan estas estructuras, aspirando el líquido que contendrá los ovocitos para posteriormente hacer la inseminación en el laboratorio.

Zitromax: es un antibiótico que sirve para tratar bacterias y gérmenes causantes de infecciones, se usa sobre todo para tratar infecciones bacterianas de transmisión sexual producidas por microorganismos sensibles, pero no sirve para tratar la gripe o catarro.

Utrogestan: son cápsulas de progesterona natural, se administra vía oral o vaginal según lo indique el médico, su función principal es acondicionar la capa interior del útero, que se conoce como endometrio para facilitar la implantación del embrión. La progesterona es una hormona sexual femenina que liberan los ovarios y posteriormente la placenta, lo cual ayuda a que el embarazo transcurra de manera segura sin riesgos de abortos.[4]

Síndrome de hiperestimulación ovárica (SHO)

Esto no es un medicamento ni nada por el estilo, es una consecuencia que puede ocurrir por algunos medicamentos o dosis administradas en durante los tratamientos de reproducción asistida, ya que el tratamiento con hormonas gonadotróficas como Elonva puede provocar síndrome de hiperestimulación ovárica (SHO). Es decir que los óvulos que crecen en los ovarios se hacen más grandes de lo normal, algo que puede ser peligroso, el primer síntoma más visible es la molestia en el vientre y una hinchazón abdominal intensa, además de mareos, diarrea, o en algunos casos un pequeño sangrado, por eso es muy importante que su médico supervise cómo va el tratamiento constantemente por medio de las ecografías, además de análisis de sangre u orina.

4Toda la información dada en este capítulo es tomada de cada prospecto del medicamento y de diversas entrevistas a ginecólogos, endocrinólogos y especialistas en fertilidad.

Empieza en forma el tratamiento

11.

Empieza en forma el tratamiento

Por fin volvimos de las vacaciones al igual que la doctora, para ese entonces ya estábamos a mediados de julio, por lo cual la doctora nos visitó en su consulta un lunes 17 de julio y nos dijo - ahora sí, empezamos en forma el tratamiento, así que me dijo que empezara a tomar las pastillas de Yasmin de 3 mg una diaria durante 7 días desde el día 20 de julio cuando llego mi regla, no entendí porque me hacía tomar un anticonceptivo si lo que quería era lograr un embarazo no evitarlo, pero tampoco le pregunte y no le preste mucha atención al tema, por suerte siempre he sido muy regular en la regla, me llega exactamente el día que le toca, por eso me extraño que el mes pasado se me adelantara, pero lo atribuí al estrés por las ansias del tratamiento, así que justo el día 20 llegó mi regla y empecé a tomar las pastillas de Yasmin.

La regla me duro cinco días y eso me extraño porque siempre me dura entre tres y cuatro días, no le di importancia, pensé que era por las anticonceptivas que estaba tomando, una vez termino mi regla, nos visitó nuevamente la doctora y me dio una hoja de calendario con 20 días y algunos espacios donde iba apuntando la medicación, empecé con la siguiente medicación que ella me había indicado, que era el Testim, tenía que ponerme este gel durante 7 días en el vientre, preferiblemente en la noche me indico, empecé el día 27 de julio y termine el día 2 de agosto, justo el día en el que ella me recibió en su consulta para programar la nueva medicación que debía administrarse, era un miércoles 2 de agosto del 2017, un día muy soleado y hermoso, típico día de verano, y yo en pleno tratamiento de fertilidad, ese mismo día debía terminar el último tubo de Testim y en la noche empezar con la inyección de Elonva, 150 microgramos durante 6 días seguidos y a la misma hora siempre, es decir, empecé el día 2 de agosto y terminaba el día 7 de agosto, pero entre medias del tratamiento ella me visitaba dos veces a la semana, para ver cómo estaba reaccionando mi cuerpo con el tratamiento.

Yo estaba feliz de la vida porque ella me decía que todo iba maravillosamente, a pesar que su cara siempre me sembraba dudas, era muy cortante a la hora de hablar, no me daba muchas explicaciones, ni mostraba ningún tipo de emoción o reacción facial, siempre estaba muy seria, casi ni me miraba ni me hablaba mirándome a la cara, siempre hablaba mientras miraba a su computador o a su enfermera, pensé que yo le caía un poco mal, pero quise pensar que solo eran imaginaciones mías, el día 7 de agosto en la mañana me visitó nuevamente y me dijo que tenía que dejar la Elonva y continuar con el Menopur , es decir el día 7 me inyectaría 2 veces, una de Elonva que sería la última y una de Menopur que sería el inicio de la otra medicación, desde el día 7 hasta el día 15 de agosto, de Menopur debía ponerme 300 mg durante 9 días, y el último día solo 100 mg, pero el día 11 de agosto empecé también con otra medicación, Orgalutran, debía ponerme 0,25 mg durante 5 días desde el 11 hasta el 15 de agosto, por lo cual durante 5 días se me cruzaron dos inyecciones, la

Menopur y la Orgalutran, pero el día 15 de agosto me tocó ponerme 3 inyecciones, Menopur 100 mg, que era la última, Orgalutran 0,25 mg y una nueva y única inyección que era la de la fase final del tratamiento, Ovitrelle, 250 mg, pero debía ponérmela a las 11 de la noche porque debía ser 36 horas antes de la pensión, y así lo hice.

Al siguiente día miércoles 16 de agosto del 2017 mi pareja y yo estuvimos toda la mañana de descanso, desayunamos, miramos la televisión, nos duchamos y mientras me arreglaba para el típico miércoles de cine que tenemos de costumbre, mirándome al espejo y tratando de cerrar un pantalón que había comprado hace un mes en mi viaje a canarias, me di cuenta que había subido de peso, ya lo había notado antes y pensé que era por tantas hormonas que me estaba poniendo, había subido solo dos kilos por lo que no le preste atención, pero al verme al espejo me vi mucho más gorda en tan solo unos 10 días, así que me subí a la balanza me di cuenta que había subido un total de 8 kilos, casi me da un infarto, ahora se que eso se debió la Menopur, pero en ese momento no lo entendí del todo, me dio un bajón de ánimo horrible, pero al mismo tiempo mi pareja y yo recordamos en lo que me había dicho la doctora, que si queríamos un embarazo múltiple, debía subir un poco de peso porque ella haría que me colocaran dos embriones y para que se implantaran necesitaba tener más peso, así que eso me sirvió de consuelo en ese momento, no le preste más atención al tema y nos fuimos ese día a comer fuera y al cine, fue un día genial, estuve de descanso total, no tenía que ponerme nada más, había acabado con toda la medicación inyectable, estaba lista para la punción que sería al día siguiente, el 17 de agosto.

Básicamente el tratamiento es así:

1. Estimular la ovulación por medio de medicamentos específicos en cada caso, para que el ovario no produce solo uno, sino varios ovocitos, debes iniciar el tratamiento con una medicación que debes inyectarte cada día a una misma hora, esta primera medicación es una hormona que estimula el ovario y hace que haya un aumento de folículos, es aquí donde se forman los ovocitos, esta primera parte del tratamiento dura entre 8 - 15 días según lo indique el médico. Mediante ecografías el especialista irá haciendo un control de cómo va reaccionando el cuerpo al tratamiento, mirando cuántos folículos se van desarrollando en el ovario y que tamaño tienen, también te miran por medio de una analítica los niveles de estradiol, la hormona que produce los folículos en crecimiento. Cada dos días te hacen un control por medio de ecografías para ver cuándo es el momento para la extracción de los ovocitos.

2. Cuando los ovocitos alcanzan los tamaños adecuados y los niveles de estradiol son los correctos se debe administrar otra hormona llamada HCG hormona gonadotrópica coriónica, su función es desencadenar la ovulación para que en 34 - 38 horas se puedan recuperar los ovocitos.

3. Después de haberse puesto la hormona que desencadenó la ovulación, la mujer debe ser intervenida para hacer la punción folicular, posteriormente de la recuperación de los ovocitos se sigue un tratamiento de progesterona por vía vaginal, esta hormona prepara al endometrio, la capa que recubre el interior del útero para asegurar la buena implantación de los embriones.

Punción Folicular - ¿como se hace?

Antes que nada quiero explicar un poco como es la punción ovárica o folicular de la FIV, de manera sencilla como me la explicaron a mi, *¡que no les vendan pajaritos en el aire!*, porque si bien es un proceso indoloro y rápido, no deja de ser un proceso quirúrgico donde te duermen del todo, es decir, anestesia total.

La famosa punción ovárica es un procedimiento quirúrgico donde el objetivo principal es la obtención de los óvulos que están dentro de los folículos del ovario. Para esto se estimuló anteriormente el ovario con diversos medicamentos, con el fin de obtener muchos más óvulos en vez de obtener solo uno o dos que produce el cuerpo cada mes de forma natural, aunque es un proceso relativamente sencillo y de corta duración, el proceso debe realizarse bajo anestesia general, por lo cual debes ir en ayunas. Para poder fecundar los óvulos en el laboratorio, estos deben estar en un estado madurativo que permita la fecundación, por eso es fundamental programar la punción en el momento adecuado y esto debe hacerse antes de que salgan del ovario de forma espontánea.

Tu doctor/a debe visitarte cada dos días para ir controlando el crecimiento folicular, midiendo el tamaño de los folículos por medio de la ecografía transvaginal y la concentración de la hormona de estradiol en la sangre, así sabrá el momento exacto cuando debe hacer la punción.

El procedimiento en sí, básicamente es introducir una sonda vaginal que lleva acoplada una aguja, se introduce por la vagina con la paciente totalmente dormida, se pinchan los folículos con la aguja y se aspira el líquido folicular en donde están los ovocitos. Finalmente va conectado a un tubo en donde se depositaran y se pasaran al laboratorio, se cuentan cuantos ovocitos se han recuperado y se guardan debidamente identificados para evitar errores, se mantienen unas horas en cultivo in vitro hasta que sea el momento de su inseminación con el semen de la pareja. Este proceso de recuperación de los ovocitos puede durar entre 20-30 minutos, los próximos 30 minutos es de recuperación de la paciente de la anestesia, es un proceso totalmente indoloro.

En el mismo momento de la punción folicular se solicita la muestra de semen de la pareja o del donante, muestra que esta criopreservada, pero previamente se les ha pedido al hombre tener unos 3 - 7 días de abstinencia sexual, dos días antes de entregar la prueba de semen se debe tomar un antibiótico que ha sido recetado debidamente por el médico. El día de la obtención de la muestra, el hombre pasa a una sala en donde se debe obtener la muestra por medio de la masturbación, se pone en un frasco hermético y debidamente identificado para posteriormente ser llevado al laboratorio, una vez allí se valora la muestra determinado el número y la movilidad progresiva de los espermatozoides y se procesan para seleccionar los de mejor calidad para fecundar el ovocito.

Una vez obtenido los ovocitos y los espermatozoides se pone en contacto en un recipiente de laboratorio, una placa Petri, cada ovocito con más o menos cien mil espermatozoides, estos se mantienen en la incubadora hasta el día siguiente, esperando que cada uno de los ovocitos sea fecundado por un espermatozoide, tal como sucede en el proceso naturalmente, pero también se puede hacer por microinyección espermática - ICSI, que consiste en escoger un espermatozoide en excelentes condiciones e introducirlo con una micropipeta en el interior del ovocito, esto se hace cuando se sospecha que puede fallar la fecundación por algún caso, pasadas las 16 - 24 horas de la fecundación, se comprueba si el óvulo ha sido correctamente fecundado.

Día de la punción

12.

Día de la punción

Una doctora diferente a la que nos trataba nos atendió un día 16 de agosto un día antes de la punción, ya que mi doctora se había ido de vacaciones y nos había mandado con otra compañera para que esta me hiciera la última revisión, esta doctora era nueva para nosotros, no la conocíamos de nada, nos atendió y pareció mucho más profesional que la que nos llevaba el tratamiento, era una chica mexicana muy guapa y muy joven, pero sobretodo el uso de los términos médicos, la manera de explicar las cosas y de responder a nuestras preguntas nos dio mucha más tranquilidad que nuestra doctora, nos dijo que debíamos tomar el medicamento de Zitromax, un antibiótico en sobre que sabe a los mil demonios, es súper amargo y asqueroso, yo debía tomarlo durante tres días, es decir, el 16,17, y 18 de agosto, un sobre después de la cena, y me esposo debía tomarlo solo el día 16 después de cenar, que suerte para el. También nos explico paso a paso como seria el procedimiento y que al día siguiente a la punción, es decir el día 18 de agosto debía ponerme el medicamento de Utrogestan cada 8 horas vía vaginal, ya que este ayudaría a preparar el endometrio para la implantación, además de tomar una pastilla diaria de ácido fólico hasta terminar la caja.

Cuando llegue a la clínica nos dimos cuenta que era la misma clínica donde habíamos ido anteriormente a una primera consulta con la ginecóloga trastornada por lo final la serie de televisión *Doctor House*, pero como la doctora en la primera visita que tuvimos con ella fue tan déspota. arrogante y despreciable a la hora de tratarnos, decidimos no hacer el tratamiento con ella, recuerdo que al final nos dijo que la disculpemos que estaba de mal genio, que se había levantado con el pie izquierdo, terminó diciendo que le encantaba mirar la serie de *Doctor House* y le había puesto de mal genio por el final de la serie, nos dijo que ella se veía muy identificada con el médico protagonista, a lo que mi pareja y yo pensamos, ¿que clase de profesional deja que una serie de televisión maneje sus emociones y que estas le influyan en el trabajo?, otro factor que influyó para no hacer el tratamiento allí fue que cobraban 2.000 € de más a comparación con la otra clínica en la que estábamos haciendo el tratamiento, aquella especialista no nos dio ese sentimiento de apoyo o confianza que tienes con el que será tu médico, parecía tener poca calidad humana, parecía que no veía pacientes, sólo parecía ver el factor económico de cada pareja que llegaba a su consulta, mi pareja y yo estamos sentados rellenado datos y permisos típicos de una operación, cuando salió ella de su despacho muy apurada, al vernos freno en seco, nos miró con una cara de desconcierto como diciendo -¿qué hacen aquí, porque no se hicieron el tratamiento conmigo?, trato de disimularlo pero ya era tarde, su reacción era muy evidente, siguió su camino, mi pareja y yo nos miramos y nos reímos, nos hizo gracia esa reacción tan anti profesional e infantil, es allí cuando empezamos a pensar que quizás no estábamos en buenas manos, aunque no era ella la que llevaría a cabo el procedimiento, es bien sabido que en muchos hospitales los médicos se cubren las espaldas unos con otros sin importar que esto afecte a los pacientes.

En la clínica habían dos parejas más y una chica sola, supongo que para lo mismo, pero al acercarme al mostrador para decirle a la recepcionista a que veníamos me dio un poco de vergüenza, me daba vergüenza saber que era incapaz de ser madre por mis propios medios, lo peor es que todos los de la sala te miran al entrar, ya se imaginan a que vas, la recepcionista nos dio unos papeles para rellenar los datos personales, eran las 10 de la mañana, obviamente estábamos en ayunas, mi pareja no era necesario que estuviera en ayunas pero el como siempre quiso apoyarme y no desayunar, rellenamos los papeles y los entregamos a la recepcionista.

Pasaron un par de horas más de la hora en la que tenía programada la punción, por lo que pensé que si seguía corriendo el tiempo quizás no podrían sacar ningún óvulo, pero justo en ese momento me llamaron a quirófano, ya era la una y cuarto de la tarde, yo moría de hambre, me dolía la cabeza, el estómago y estaba con mal genio por tener hambre, antes de pasar me hicieron quitar la ropa, y le dieron la típica bata azul de los pacientes y una especie de calcetines blancos, al pasar al quirófano note que era mucho más pequeño que mi habitación, abarrotado de máquinas, una camilla ginecológica y tres personas más, el ginecólogo especialista en reproducción, el anestesista y la enfermera, no podían casi caminar sin chocar entre ellos en ese cuarto tan estrecho, me pareció de muy mal gusto y eso que el procedimiento me lo hacían en una clínica muy prestigiosa de Barcelona, supuestamente pioneros, me pidieron que me acostara y colocara las piernas en las perneras de la camilla, el médico me explico el procedimiento y el anestesista se acercó a mí y me puso el suero en el brazo izquierdo, me dijo cuenta hasta diez, pero la verdad creo que solo llegue hasta 5 y adiós.

Lo siguiente que recuerdo es al médico llamándome por mi nombre, —Andrea, Andrea, despierta —me dijo, cuando me desperté mi esposo estaba a mi lado acariciándome la cabeza, me dio un beso en la frente y me pregunto como estaba, no le alcance ni a responder cuando entro el medico y me dijo: —hemos sacado cuatro, a lo que mi reacción fue de total asombro, —le dije con voz alta —cuatro, como cuatro no habían ocho, que ha pasado, —y me dijo: —es lo que hay, ni modo, una respuesta nada profesional para ser un especialista, —que tengas buen día ya te llamaran y te dirán como va todo, esas fueron sus últimas palabras, no dejó que le preguntara nada, no me pregunto como estaba, lo único que le importaba era salir lo más pronto posible de allí, lo que me hizo pensar que los otros cuatro óvulos que tenía quizás ya hubieran salido de la zona pelúcida por lo cual ya no servían, debido a que seguramente pasaron más de las 36 horas en que deberían haberme hecho la trasferencia, me molesto mucho que solo tuvieran cuatro, pero más me molestó que no me diera una explicación lógica y me contestara de esa manera como sino estuviera hablando con un médico de verdad, pero en el momento no dije nada, pensé, hay que ser positiva y seguro que con esos cuatro óvulos todo va bien.

La enfermera le pidió a mi esposo que me trajera algo de comer para que me recupere más rápido, así que comí el desayuno y en cuanto pude salí de la clínica con mucha angustia e incertidumbre, sin saber si funcionaria o no, no teníamos mucho margen de error, ya que solo teníamos cuatro ovocitos.

Lo bueno de la punción es que te duermen por completo, no te enteras de nada y cuando despiertas no sientes nada, ni dolor, ni malestar, solo un pequeño sangrado que dura unas cuantas horas, ese día después de comer dormimos todo lo que quedaba de día ya que tenía que guardar reposo, pero al siguiente día quedaron en llamarme para informarme como iba los embriones, si habían fecundado o no, ya que tres días después sería la transferencia, el gran día, 20 de agosto del 2017.

Nosotros queríamos tener en un solo embarazo la parejita, pero en España no se permite escoger el género del bebé, a diferencia de otros países latinoamericanos que sí se puede y no está prohibido por la ley, ¿que había de malo en querer tener la parejita como tienen muchas otras familias?, pero en el fondo nos daba igual que fueran dos niñas o dos niños, lo único que queríamos es que fueran dos, ya que yo no quería pasar dos veces por la misma situación, pasar dos veces por un embarazo se me hacía muy difícil, soy una cobarde, que puedo decir, con tantas historias que había oído de mis amigas, conocidas y familiares de lo mal que se pasaba en ciertas ocasiones cuando estaban embarazadas, yo no quería saber nada de eso, nada de dolores, de pies hinchados, de molestias generales, de enfermedades como preeclampsia o diabetes gestacional, lo que quería era pasar por eso solo una vez, pero pasarla dos veces no me hacía a la idea, eso es para mujeres fuertes y yo no lo soy, para mujeres con un instinto maternal súper desarrollado, yo no tenía del todo ese instinto, a veces pienso si debería sentirme mal por eso, por no tener el instinto de madre, supuestamente todas las mujeres lo tienen o se le desarrolla en algún momento de la vida, pero lo único que tenía claro era que así no tuviera ese instinto maternal desarrollado no quería perderme esa experiencia de ser madre, a mis 33 años ya estaba cogida de tiempo según mis hormonas y la sociedad, yo ya iba corriendo atrás del tren para madres.

Mi esposo y yo estábamos felices, creíamos que seríamos padres dentro de poco, estábamos muy positivos, todo saldrá bien nos decíamos, pensamos que daba igual que hubieran sacado solo cuatro óvulos, que si estaban todos maduros con eso ya sería más que suficiente, queríamos que esa fuera la única y última vez que me tocara pasar por algo así. Al día siguiente de la punción, el día 18 de agosto me llamaron a eso de las 9 de la mañana de la clínica donde me habían hecho el procedimiento, yo conteste con toda la ilusión del mundo, esperando que me dijeran que todo había salido bien y que tenían varios embriones fecundados, pero no fue así, me dijeron que tenían una mala noticia, que de 4 solo había sobrevivido uno y había fecundado perfectamente, lo malo era que era de clase C, pero eso en vez de alegrarme me entristeció, me dio rabia, me dijeron que ya me volverían a llamar para mantenerme informada, pero al colgar el teléfono era como si mi mundo se estuviera derrumbando, como si hubiera un temblor bajo mis pies, yo soy especialista para ver siempre lo malo de las situaciones y esta vez no sería diferente, me fui al extremo de la situación.

Cómo llevar un negativo

13.

Cómo llevar un negativo

Al colgar el móvil me quedé unos segundos en el limbo, sentí un gran vació, cuando volví a reaccionar sentí un sufrimiento increíble que nunca había sentido en la vida, como si se me hubiera muerto alguien muy cercano, un dolor muy intenso que no podía explicar, sentía como si tuviera un puñal clavado dentro del pecho, el corazón se me partió en mil pedazos, todas las ilusiones y el positivismo no sirvió de nada, toda a la basura en un segundo, lo único que hice fue ir al baño y sentarme en el suelo a llorar y llorar, lloré hasta que no me quedaron lágrimas, pase más o menos una hora sentada en el suelo del baño, cuando me levanté del baño con las pocas fuerzas que me quedaban para despertar a mi esposo y darle la terrible noticia no pude, no me salían las palabras, solo lo llame por su nombre y empecé a llorar nuevamente, al verme llorando me abrazó y me pregunto que pasaba, yo solo le dije —no funcionó, solo tenemos uno fecundado de clase C, el me abrazo y en vez de derrumbarse conmigo hizo todo lo contrario, ser fuerte, darme ánimos y decirme que lo volveríamos a intentar, que no era el fin del mundo, alguien tenía que ser el fuerte y le toco a el, tampoco era que yo le hubiera dejado otra opción, le tocó ser el fuerte por obligación.

Pero yo no quería consuelo, quería a mis pequeñines y los había perdido, lloraba como una niña desconsolada, si bien era cierto que no estaba del todo segura de tener hijos, había puesto toda la ilusión del mundo en ello, había dejado de lado mi negatividad por primera vez, sin pensar en que nada malo podía pasar y todo para qué, para que no funcionará, me sentí estafada, sentí que me habían hecho mal el tratamiento y por eso no había funcionado, culpaba a la doctora de que todo hubiera salido mal, porque en vez de estar pendiente de su paciente se fue nuevamente de vacaciones en la recta final del tratamiento, pasándome con una doctora totalmente nueva para mi, sentía que habíamos perdido el dinero, habíamos perdido tiempo, que nuestros sueños de ser padre se venían abajo y que todo era mi culpa, que nunca íbamos a saber que es ser padres de verdad, pero mi esposo tan bello como siempre me decía que eso no era así, que dejara de pensar tonterías, que no era mi culpa, pero yo pensaba que alguien tenía que tener la culpa, siempre es más fácil culpar a otros que asumir tus propias culpabilidades y defectos, pero mi esposo solo me decía que ya lo volveríamos a intentar, que no me preocupara, que si no venían hijos no importaba, lo único que importaba estar conmigo porque él me amaba, él trataba por todos los medios de darme fuerzas y esperanzas pero yo seguía sintiendo un vacío enorme y una gran tristeza, lo peor de todo era que no podíamos volver a intentarlo, porque ya no me quedaban embriones, no tenía óvulos, no podía ovular lo suficiente, no teníamos más dinero para otro tratamiento tan costoso, sin olvidar que no le habíamos dicho nada a nadie, ni a la familia ni a los amigos, así que todo ese dolor que sentía tenía que ocultarlo, de cara a la gente tenía que estar feliz y contenta porque nadie sabía lo que estamos haciendo, no quería críticas de nadie, no quería opiniones, no quería lastima de parte de la gente, así que me lo calle, no le dije nada a nadie y fue un proceso muy duro de asimilar, y como dice samanta

Villar en su libro, "Madre hay más que una" vivir un duelo genético, porque mis propios óvulos habían muerto.

Pensé en que ya no podría tener más hijos porque no tenía una buena reserva ovárica y que todos eran de mala calidad, ya que el médico en fertilidad me explico la calidad de los embriones y yo investigue también por mi cuenta, me dijo que la clase se mide de la A – D, siendo la D, la peor de todas, pensé que si en tal caso ese único embrión llegara a sobrevivir sería hijo único, lo cual me entristeció aún más. Yo crecí con mi hermana, una loquita sin freno, fue mi compañía durante muchos años, a pesar que nos llevamos 10 años de diferencia, mi pequeña Shirley es mi amiga, era mi muñequita a la que peinaba, vestía y jugaba con ella, dormía muchas veces con ella, la sentaba en una pequeña mesa a jugar al té, le pintaba las uñas, nos peleábamos, le gritaba, la empujaba, le halaba esos hermosos ricitos negros que tenia solo por envidia, porque yo los quería para mi, tenía los típicos rizos de las muñecas, nos divertíamos mucho y le hacía muchas maldades y a ella le daba totalmente igual, seguía pegada a mi como un chicle, la verdad es que tener un hermano o hermana es maravilloso, al menos tienes con quien pelear o a quien culpar de las travesuras, estaría solo sin hermanos, eso era todo lo que se perdería mi futuro hijo si llegaba a salir a término el embarazo, pero sinceramente no creía que se implantará con esa calidad.

Saber llevar un negativo es muy difícil y muy doloroso, nadie te entiende, ni lo harán hasta que no se encuentren en la misma situación, no te voy a decir que no llores, que todo saldrá bien la próxima vez, que algún día serás madre, que todo pasa por algo, porque todo eso son solo frases que se dicen para dar un ánimo falso que en realidad no sirve para nada, llora, ríe, pelea, grita, desahógate, habla con tus amigas y familiares, porque la carga compartida es mucho más fácil de llevar, date tiempo, aunque nadie te entienda tu sigue adelante, no te rindas, volverás a la batalla, pero mientras eso pasa, tomate todo el tiempo necesario para levantarte, porque cuando lo hagas, necesitarás tener más fuerza que antes, necesitas ser fuerte para seguir, porque todo el mundo tendrá pena por ti, todo el mundo te recordará que has fallado en el intento de ser madre aunque no te lo digan directamente, todos tus conocidos, amigos y familiares te hablaran del tema, y no puedes ponerte a llorar cada vez que alguien te hable de ello.

Crea un nuevo objetivo, unas nuevas metas, y centrate en lograr lo que quieres, siéntate, llora, desahogate y piensa, ponte un limite de tiempo para tu duelo, ¿donde me quede? ¿que hago? ¿hacia dónde voy? ¿que quiero hacer o lograr? ¿para donde quiero ir? y lo más importante, ¿que debo hacer para lograrlo? Son preguntas que te van ayudar a centrarte y a ponerte de nuevo en marcha, a volver a darle el rumbo a tu vida, recuerda que no solo tu estas sufriendo, tu pareja también lo hace aunque no te lo demuestre, ellos siempre llevan el dolor de manera diferente, pero les duele exactamente igual, no seas egoísta y no te centres en que solo tu estas sufriendo, porque tu pareja también la está pasando mal, dedicale tiempo, habla con él, creen nuevos planes y nuevos objetivos, juntos todo es más fácil, no busquen culpables, lo único que lograrán es amargarse, pensar en lo que pudiera haber sido, creen un nuevo futuro y un nuevo rumbo por donde seguir.

Calidad embrionaria

14.

Calidad embrionaria

La principal finalidad de la clasificación embrionaria, es la de identificar al embrión con la mayor capacidad posible de implantación, para posteriormente ser transferido al útero de la madre y se de el embarazo. Según la Asociación para el Estudio de la Biología Reproductiva – ASEBIR estableció una clasificación con cuatro categorías A, B, C, D, dentro de las cuales se clasifican a los embriones en los días 2 - 3 antes de la transferencia, pero la calidad de los embriones requiere tener en cuenta distintas características como la **morfología**, su forma o tamaño, el número de células (blastómeras), la simetría, el porcentaje de fragmentación, multinucleación, y la evolución a lo largo de los siguientes días que permanecen en cultivo, eso sí, hay que tener en cuenta que ninguna clasificación de estos embriones asegura al cien por cien la implantación, ya que son muchos los factores y algunos aún desconocidos que influyen en el proceso de implantación embrionaria. Ten por seguro que ni un embrión tipo A te garantiza el éxito de la implantación, ni un embrión tipo D asegura el fracaso[5].

La división temprana es un indicador de la calidad del embrión, junto con su capacidad de desarrollo, por lo cual se asignan por categorías tanto los embriones en el día 3 como los blastocistos.

Categoría A o 1: Embrión de excelente calidad con máxima capacidad de implantación.
Categoría B o 2: Embrión de buena calidad con una elevada capacidad de implantación.
Categoría C o 3: Embrión regular con calidad intermedia y con bajas posibilidades de implantación.
Categoría D o 4: Embrión de mala calidad con muy pocas posibilidades de implantación.

¿Cuáles son las causas de la mala calidad embrionaria?

Actualmente no se sabe con toda seguridad cuáles son los factores que influyen en la calidad embrionaria, pero algunos estudios y especialistas sostienen que la mala alimentación, la obesidad, el sedentarismo, el estrés, el tabaco, las drogas, la edad materna avanzada, el síndrome de ovarios poliquístico, y la endometriosis, pueden ser factores muy influyentes en la calidad de los embriones, aún así, es difícil saber con certeza cuál es la causa específica que afecta a mujeres con pronóstico de buena salud reproductiva.

---

5 Langman - T.W. Saler, Embriología Médica, Lippincott Williams , 2016

Johannes W, Embriología Funcional -Una perspectiva desde la biología del desarrollo, Médica Panamericana S.A 2010

Gerald Karp, Biología Molecular, mcgraw-hill, 2014

Bruce M. Carlson, Embriología Humana y biología del desarrollo, Elsevier, 2009

Día de la transferencia

15.

Día de la transferencia

Para el día de la transferencia 20 de agosto debía tomarme dos litros de agua antes del procedimiento, tenía que tener la vejiga llena de agua y no era necesario ir en ayunas, eso para mi era lo máximo, ya que si no desayuno estoy de mal genio durante toda la mañana, así que nos fuimos a la clínica un domingo 20 de agosto del 2017, nos habían citado a las 9 de la mañana, me extraño que nos llamaran tan pronto porque en teoría los embriones deben pasar 3 días antes de hacer la transferencia es decir 72 horas, osea que mi embrión tendría solo ocho células con suerte, pero en realidad mi embrión había pasado solo 57 y 60 horas y ya me lo iban a poner, yo quería que me lo colocarán el día quinto en estado de blastocisto, que es cuando tendría más de cien células, ya que así tendría más posibilidades de implantarse, pero en la clínica pasaron de mi olímpicamente a pesar que les dije lo que quería, siendo que era yo la que pagaba al fin y al cabo.

Al llegar la clínica estaba cerrada, no sabíamos por donde entrar, hasta que una pareja que salía nos vio y nos dijo que debíamos entrar por el parqueadero ya que todo estaba cerrado, que mal gusto pensé, menos mal que es una clínica de prestigio, pero aun así, nos tocó entrar por la puerta de atrás, al llegar como cosa rara en España los médicos no habían llegado, ¡siempre llegando tarde!, entonces para que nos citan a las 10 de la mañana le dije a la enfermera, la cual nos respondió que era porque teníamos que estar media hora antes, pero nosotros habíamos llegado a las 9:30, justo la media hora antes que me habían dicho, mi esposo me dijo relájate no digas nada, pero como no iba a decir nada, estaba enojada, desalentada, deprimida, no teníamos más embriones y el único que teníamos era de clase C, tenía la certeza de que no funcionaria y venía con la idea de preservarlo para después, si es que podíamos permitirnos otro tratamiento, a eso de las 11:30 fueron llegando los doctores, nos hicieron pasar al consultorio 15 minutos después, donde nos quiso engatusar diciendo que era un buen embrión que no era tan malo, pero al decirle que sabía lo de la clase de los embriones y mi idea de preservarlos su argumento cambió, a mi parecer no esperaba que yo supiera de manera más abierta el procedimiento y la clase de los embriones, por lo que me dijo que no era una idea descabellada pero si congelamos el embrión podría correr el riesgo de que no sobreviviera al descongelarlo nuevamente y podría sufrir daños, por lo que nos insistió en que lo transfíramos, yo no estaba muy segura de ello pero al final accedimos.

La transferencia es un proceso ambulatorio relativamente fácil, no sientes nada, no hay dolor, pero sí malestar, ya que te ponen un espéculo para tener una mejor visión del cuello uterino, entramos al mismo cuarto pequeño en el que me hicieron la punción, pero esta vez no se necesita anestesia, estás despierta durante todo el procedimiento, además tu pareja puede estar contigo en ese momento, solo está el médico y la enfermera, el procedimiento dura unos 15 minutos, mientras el

55

médico pone los embriones en el útero, en un monitor se ve como libera el embrión y queda como flotando, mientras lo miraba pensé, ¡ojalá te implantes!, luego te hacen quedarte en reposo 30 minutos, además de hacer reposo durante todo un día, al terminar el reposo nos fuimos a casa con la leve esperanza de que funcionará y no se perdiera.

Ese día nos dedicamos a ver películas y comer de todo lo que encontrábamos, fue un domingo genial, en el fondo tenía la esperanza que todo iba a ir bien a pesar de la baja calidad de mi único embrión, era nuestra única esperanza, nuestro único chiquitín que luchaba por aferrarse al útero de su madre, mi esposo también estaba feliz y lleno de esperanza, incluso más que yo, por lo que pensé que a lo mejor era yo la que me estaba haciendo ideas locas en la cabeza y todo saldría bien de verdad. A la hora de la cena no dijimos nada a la familia, me tome ese horrendo antibiótico y empecé a ponerme la Utrogestan, ya que esa era la ayuda que necesitaba el pequeñín para aferrarse al útero, pensé que sería un niño, y que lo llamaríamos Logan, me encanta ese nombre, así después de cenar y soñar despiertos nos preparamos psicológicamente para soportar las dos semanas más duras del proceso y de gran incertidumbre, la famosa Beta espera.

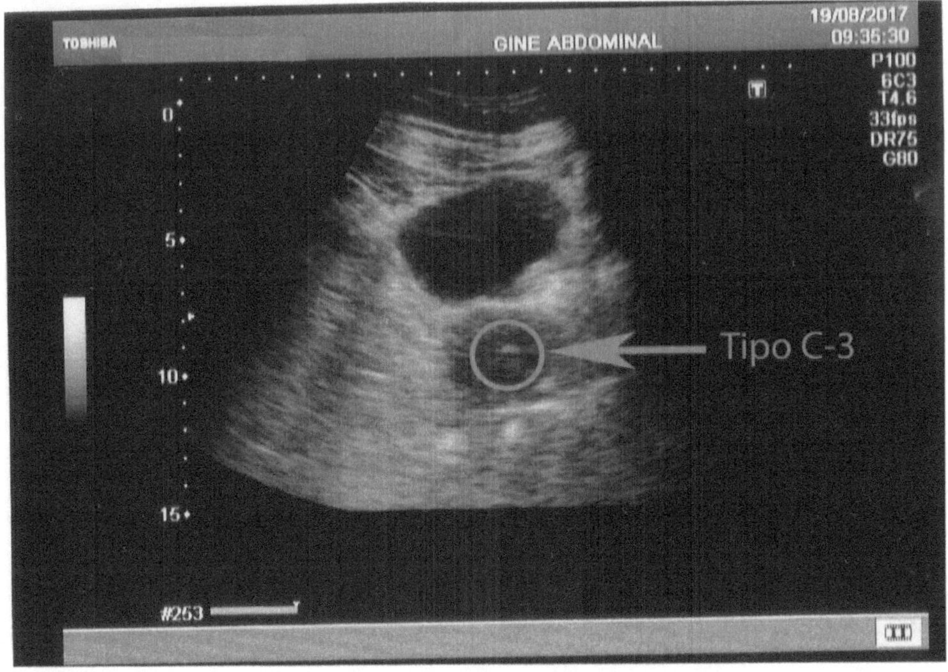

Cómo llevar la beta espera

16.

Cómo llevar la beta espera

La famosa y deseada "Betaespera" es el tiempo que transcurre entre la inseminación artificial o transferencia de embriones hasta la prueba de embarazo por medio de la hormona (Beta - HCG) que produce el embrión desde los primero días de gestación; esta Betaespera dura dos semanas después de la transfer, es el tiempo que tiene el embrión para implantarse en el útero de la madre y que se produzca el embarazo.

Cuando yo leí sobre esto en los foros, en diversos grupos de diferentes redes sociales y en páginas especializadas en el tema, creí que muchas mujeres exageran muchísimo, pensé que estaban locas, y parecían histéricas, ¡si solo son 15 días, se pasan volando, pensé! pero ellas insistían en que era muy duro, que se pasaba por mucha incertidumbre, mucho estrés y mucho miedo al negativo. En estos grupos y paginas las mujeres más que los hombres suelen comentaban su experiencia y como vivían este proceso, pero esto no es del todo recomendable, ya que por lo general tiendes a dejarte influenciar con sus historias y pensar que te va a pasar a ti, si es verdad que en esos 12 o 15 días se acrecientan las dudas, los miedos, la ansiedad tanto en hombres como en mujeres, la esperanza o la desesperanza como en mi caso, pasas de ser súper optimista un día, hacer la jefa del pesimismo, realmente es el momento de mayor estrés y ansiedad de todo el ciclo del tratamiento.

Lo primero que debes recordar es que estas hasta la coronilla de hormonas, es un chute increíble de hormonas descontroladas en tu cuerpo, por lo cual todo se incrementa y todo se vuelve más grave, en cinco minutos lloras y a los cinco siguiente ríes, no te entiendes ni tú misma, puedes estar súper feliz y al minuto siguiente estar totalmente deprimida, pero no es tu culpa, es culpa de todas esas hormonas que te has inyectado durante todo el tratamiento, la verdad es que es un choque emocional bastante fuerte, es un vaivén de emociones descontroladas, así que durante mi Beta-espera decidí no hacer nada, por suerte en ese momento no tenía trabajo, por lo que pude quedarme en cama todo el tiempo aunque no es necesario hacerlo, pasé dos semanas en cama casi sin moverme, pensaba que en cuanto menos me moviera más fácil lo tendría Logan para implantarse, así que estuve acostada todo el tiempo, no me quería mover pensando que se iba a salir, tenía miedo hasta de ir al baño, ya me pasaba de ridícula la verdad, aunque el medico me dijo que debía hacer vida normal, yo no le preste atención porque les tenía desconfianza, para ellos mejor que no funcionara, así podrían volver a cobrar si me hacia otra invitro, creía que el tratamiento salido mal gracias a ellos que hicieron mal su trabajo, para mí en ese momento eran ellos los culpables de que solo tuviera un embrión y de clase C, así que me pase olímpicamente de sus recomendaciones, me dediqué a mirar todas las series que tenía Netflix en ese momento, me enganche a Crónicas Vampíricas, Los Originales, Erase una vez, Sin senos si hay paraíso, Grimm, Pequeñas mentirosas, Revenge, Bates Motel, en fin, miré años de temporadas en solo 15 días, todo el día miraba series, solo me dedicaba a comer, ducharme, ir al baño, mirar tele y dormir, por lo que fui engordando como lechona para navidad.

Lo que yo hice no fue nada recomendable, ya que tenía muchísimo estrés, lo que hacía que mis hormonas se descontrolan aún más, sentía incertidumbre, rabia, tristeza y a su vez una pequeña esperanza, muchos sentimientos encontrados, quería no pensar en ello pero era imposible, trataba de estar distraída con miles de series de televisión, pero en realidad no paraba de pensar en que no funcionaria porque era un embrión de baja calidad, que todo esto de la Betaespera era una pérdida de tiempo porque el embrión no era bueno, no paraba de buscar respuestas del porque esa mala calidad en mi embrión, buscaba en todo internet una respuesta que me llenase el vacío que sentía, porque lo que realmente quería era que funcionara, en el fondo tenía la leve esperanza que mi pequeñín se pudiera implantar.

Recomendaciones para sobre llevar la Betaespera

Ten en cuenta primero que todo que estás en la fase final del tratamiento, ya estas lista para ver los resultados de todo el esfuerzo que tuviste que hacer para lograr tu más grande objetivo, es totalmente normal que se produzca un vaivén de emociones, que tengas altibajos a cada momento, que quieras gritar, llorar o pegar a alguien, todas esas emociones debes aprender a controlarlas por diferentes medios, ten en cuenta que la mayoría de las clínicas carecen de un profesional en psicología que te ayude en el proceso, y las que cuentan con este profesional te cobran una gran cantidad de dinero extra, por lo cual tu misma debes hacer de tu propia psicóloga.

Primero que todo, piensa siempre en positivo, di siempre frases positivas, cree lo que te dices, todo saldrá bien, me quedare embarazada, se implantara sin ningún problema, etc, ya sea creyendo en la ley de atracción, en el universo, en el cosmos, en el dios de tu religión, en milagros, haz lo que sea necesario para estar siempre positiva, y no salgas con la típica excusa que uso yo siempre, *"Prefiero pensar siempre en negativo y no hacerme ilusiones, que pensar en positivo y llevarme una gran desilusión"* realmente esta frase es de cobardes, te limita, así que amiga, de una vez te digo que no puedes evitar ilusionarme, que es una tontería supremamente grande esta frase, es mejor esperar siempre lo mejor y no lo peor de todo, porque el positivismo te da alegría, te mantiene vivo, te da fuerzas para seguir adelante, ahora lo he aprendido, me costó y mucho, pero ser positivo es tener ilusión, esperanza y ganas de hacer las cosas, ser positivo te ayuda a lograr tus metas, no tengas miedo a la desilusión, porque la desilusión siempre trae consigo nuevos caminos.

Otro grave error que solemos cometer es obsesionarnos con nuestro cuerpo, esto me paso y créeme es muy común y fácil de caer en ello, que si he engordado, que si tengo un granito, que si se me cae el pelo, ten en cuenta que estas hormonas que te has puesto para conseguir a tu hijo siempre te van a aumentar de peso, claro que no todos los cuerpos son iguales, algunas quizás ni aumenten de peso, pero puede que le salga acné, otras quizás se les caiga un poco el pelo, sientan dolores de cabeza, ganas de vomitar, mareos, son síntomas secundarios de las hormonas y no de un embarazo, al menos no tan pronto, por eso debemos siempre hablar con tu médico, no vigiles a cada momento cualquier cambio que aparezca en tu cuerpo para ver si funciono o no, a veces estos síntomas o cambios son sólo psicológicos, lo único que logras con esto es aumentar tus niveles de estrés, cosa que te perjudica gravemente.

Otro consejo que te puedo dar es que debes continuar con tu rutina, el médico te da las pautas básica para el reposo del día en que te hacen la transfer, los días siguientes no es necesario hacer reposo, de hecho he descubierto después de leer muchísimos libros y hablar con varios especialistas, que el reposo absoluto no va a mejorar las posibilidades de embarazo, por el contrario, impide una correcta irrigación del útero, haciendo que este sea menos receptivo, lo que sí debes tener en cuenta es no hacer mucho esfuerzo físico, mejor dicho no te canses, pero puedes hacer el ejercicio básico como caminar, hacer ejercicios de respiración, yoga o estiramientos, porque esto te ayuda a liberar endorfinas, controlar la ansiedad de manera natural, el estrés y te distraes a la vez.

No te hagas mil pruebas de embarazo caseras, porque con tantas hormonas que tienes en el cuerpo, es fácil que las pruebas salgan mal, este tipo de pruebas pueden darte un falso positivo, o un falso negativo, lo cual va afectar mucho más a nivel psicológico, trata solo de ser paciente y esperar hasta hacerte la prueba en sangre, la Beta – HCG.

Otro consejo que puedo darte es que hagas planes para hacer diversas actividades, ya es bastante duro no pensar en la dichosa prueba, pero hacer actividades al aire libre ayuda a no pensar en la beta, así que sal con tus amigos, ve a cenar, ve al cine, ve de compras, ve de camping, vete de escapada de fin de semana, haz cualquier cosa que te ayude a desconectar y hacer más llevadera esta espera, eso sí, nada de baños en piscinas, jacuzzi, el mar o en bañeras de casa, porque puedes correr el riesgo de tener una infección, recuerda que se ha limpiado el moco vaginal que protege de infecciones.

Por último, comparte la carga emocional con tu pareja, no eres solo tu la que está pasando por este proceso, tu pareja también necesita hablar, también puede estar estresado, solo que los hombres son más difíciles de expresar los sentimientos, así que comparte tus pensamientos con tu pareja, amigos y familiares, hablar de ello te ayuda de gran manera a hacer más fácil este proceso, no te aísles ni te calles todo como hice yo, es lo peor que puedes hacer, porque vas reuniendo múltiples sentimientos que en algún momento terminarán por salir.

Día de la Beta-espera

17.

Día de la Beta-espera

Antes que nada deben saber que la hormona HCG (gonadotropina coriónica humana) se duplica cada 48-72 horas, es una glicoproteína que empieza a segregar cuando el embrión se implanta en el útero aumentando su nivel de forma progresiva hasta el final del primer trimestre, Por esta razón, es conocida como *la hormona del embarazo*, porque permite la confirmación del mismo.

La beta se considera positiva cuando es de más de 5 mUI/ml en el análisis de sangre, pero este valor es muy bajo. Como norma general, tras 15 días desde la implantación cabe esperar una beta de unos 50 mUI/ml o más, y si el valor es positivo pero bajo, la prueba se repite a las 48 horas y se comprueba que se ha doblado el valor para asegurar que hay embarazo y que evoluciona adecuadamente, si esto no pasa, es que definitivamente no hay embarazo.

Ya corría el mes de septiembre cuando me tocó el día de la beta, así que me levante muy temprano hacerme una prueba de embarazo casera, yo no tenía muchas esperanzas porque como ya he dicho mi único embrión era de mala calidad, la desilusión ya la tenía más que asumida, al menos eso creía yo, así que sin más fui al baño hacerme la dichosa prueba, por supuesto salio negativa, era una gran desilusión ya que en el fondo quería que fuera positiva, pero al parecer todo había ido mal desde el principio, debido a que la doctora en vez de nivelar mis hormonas primero, como me lo había dicho un simple médico general de cabecera que no es especialista en fertilidad, mi endocrino y mi ginecóloga antes de empezar hacer el tratamiento, lo hizo al revés, de hecho nunca trato de nivelarlas, mis médicos me habían dicho que antes que nada era importante nivelar las hormonas, porque todas las hormonas sexuales trabajan en equipo, así que si una está más alta que otra puede presentar problemas, pero ella pasó olímpicamente de la recomendación, al fin y al cabo era ella la especialista, pero aun así viendo los resultado, creo que no hubiera estado de más tener presente la recomendación de tres médicos, pero su ego era muy grande para escuchar recomendaciones de otros médicos que ni siquiera eran especialistas en el tema.

El resultado de la prueba casera era negativa, así que me derrumbe por completo, lloré, sentí rabia, me sentí engañada por la clínica, no habían pasado ni los tres días cuando me lo implantaron, pasaron de lo que yo quería cuando yo les dije que lo lleváramos a blastocisto, quería gritarle a la doctora y decirle porque, que hizo mal, no hizo bien su trabajo, debí haber seguido mi instinto y haberme ido de esa clínica en cuanto detecte algo mal, a veces lo Barato sale caro, ese dicho también se aplicaba en este caso, al fin y al cabo la infertilidad de las mujeres es un gran negocio,

62

en cuanto mas fallen los procedimientos mejor para ellos, más dinero les entra al ver que el paciente lo intenta una y otra y otra vez, es un no parar por ambos lados, ¿cuando es la hora de decirle al paciente , —Para? o ¿que tan éticamente correcto es hacer mal las cosas para conseguir más dinero del paciente mientras se juega con sus ilusiones? darle falsas esperanzas para que sigan intentándolo cuantas veces quiera.

En muchos grupos conocí a mujeres que llevaban entre 3-4-5-7 y 9 intentos fallidos, eso es muchísimo dinero, ser madre con ovarios poliquísticos o con infertilidad cuesta mucho dinero, pero no todo mundo tiene para pagar miles de intentos, algunas solo tienen para un intento y en otros casos para ninguno, pensé en que el mundo o el Dios en el que creo era injusto, como era posible que hubiera mujeres que abandonan a sus hijos, que los matan, que los regalan y ellas sí pueden tener hijos, Dios definitivamente le da pan al que no tiene dientes, era una rabia y una desilusión inmensa la que sentía, pero todavía quedaba la prueba de sangre, cuando me la hice el resultado fue de 5 mUI/ml, lo que significa que era negativo, me derrumbe nuevamente, era un golpe tras otro, pero cuando fui a la visita con la doctora al día siguiente, yo esperaba que me diera una buena respuesta de porque no funciona el tratamiento, pero lo que recibí a cambio fue un —son cosas que pasan, a veces funciona y otras no, yo ya te dije que tenias baja reserva, Sus palabras fueron como un puñal, tenía tanta rabia que me imagine cogerla de los pelos y clavarla en su escritorio, pensaba que estaba con una profesional, pero en cambio me da una respuesta tan simple como esa, creo que noto en mi rostro que no me había gustado nada su respuesta, por lo que me sugirió volver a intentarlo pero probando un nuevo tratamiento más agresivo, o en consecuencia hacer una Ovodonación, pero cómo volver a intentarlo si habíamos gastado todos los ahorros en el tratamiento, no teníamos cómo, ni a nadie que nos ayudará, pero nos hicieron una gran propuesta en ese momento, nos bajaban el precio del tratamiento, nos permitían usar nuevamente los exámenes que ya teníamos y empezábamos el tratamiento nuevo en el mes siguiente, cosa que nunca deben aceptar, nos dijeron que ellos trabajaban con la Caixa Banc, por lo que podían gestionar el crédito, eso sí, paga primero y hazte el tratamiento después, por lo que le dijimos que lo pensaríamos, pero ellos no querían que lo pensáramos, insistían en que no debíamos dejar pasar más tiempo que era mejor hacerlo ya, pero que fuéramos por la Ovodonación que costaba 10.000 euros, pero por haber hecho ya un tratamiento con ellos no lo bajaban a 6.000 euros, nosotros no estábamos preparados para decirle adiós a mis genes, mi esposo no quería que fueran hijos genéricamente solo de él, no le atraía, ni le atrae la idea, además no estábamos preparados para un duelo genético como dice Samanta Villar, mi esposo respondió con un rotundo -no, si volvemos hacerlo lo hacemos con los óvulos de mi mujer y que esta vez funcione, pero la doctora insistía en la Ovodonación, pensamos que lo hacía porque era mucho más costosa y ellos querían sacarnos por última vez mucho más dinero antes de que nos rindió éramos del todo, así que no aceptamos y nos fuimos por la FIV con mis propios óvulos.

Que no decir a alguien que tiene problemas de infertilidad

18.

Que no decir a alguien que tiene problemas de infertilidad

En este capitulo quiero que entiendan que las palabras no siempre se las lleva el viento, hay que aprender a decir las cosas en el momento indicado, como decirlas, que significado tienen esas palabras y cómo afectan emocionalmente a la persona que se la dices, aunque sea con buena intención siempre hay un mensaje oculto u otro significado detrás de cada frase de consolación que intentas darle erróneamente a esa persona, así que ten mucho cuidado con lo que dices y cómo lo dices, porque en vez de ayudar puedes terminar hiriendo o molestando a esa persona a la que intentas ayudar.

Les doy a dar las frases más típicas y conocidas con que se suelen usar para dar un supuesto consuelo a las personas con infertilidad.

- **¡Y los hijos para cuando!** Esta es una pregunta muy íntima pero que se suele hacer mucho sobre todo por parte de los familiares y en algunas ocasiones por parte de los amigos, no lo hagas, ya sé que es una costumbre o lo hacen sin mala intención pero primero que todo no es asunto tuyo cuando la pareja decide o no tener hijos, tu no sabes lo que pasa de puertas para dentro en su hogar, quizás no quieran tenerlo, quizás no sea el momento, quizás estén esperando a tener una estabilidad financiera o emocional, o quizás es que tengan algún tipo de problemas de infertilidad que tu no sabes y que en ellos no les apetece compartir, por lo que si fuera este el caso, lo único que lograras es meter el dedo en la herida provocando más daño, frustración, rabia y malestar emocional, así que respeta un poco la intimidad de los demás.

- **¡Con lo bien que se vive sin hijos! - ¡Disfruta tu que no tienes hijos! - ¡De la que te salvaste, con el trabajo que dan y lo caro que sale mantenerlos!** Estas frases demuestran una falta de empatía hacia la otra persona debido a que por una causa no es posible tener la libertad de elección de ser padre o madre; ¿que pasa que si se tiene hijos no se vive bien o disminuye la calidad de vida por tenerlos?, si se vive tan bien sin hijos, ¿porque se tienen a los hijos?, eso es una decisión muy personal de cada pareja y el modelo de familia que decidan tener, piensa antes de hablar.

- **¡No pienses en ello, ya llegará! - ¡Relájate y verás como llega! - ¡no te obsesiones! - ¡no te preocupes!** Estas son frases de cajón, como diciéndole a la persona que está obsesionada y siempre está con el mismo tema, como si dejar de pensar en el embarazo, relajarse, no obsesionarse o ni preocuparse por quedar en embarazo vaya a solucionar su problema, por el contrario debe que preocuparse por su salud y buscar ayuda profesional, como si no

65

preocupándose o relajándose se curará por sí solo los ovarios poliquisticos, las trompas obstruidas, la falta de ovulación, el desequilibrio hormonal, los quistes en el ovario o cualquier tipo de enfermedad que pueda tener la pareja, como se le puede decir a una persona que no piense en sus sueños, si en ese momento de su vida el ser madre es su sueño, lleva intentándolo hace tiempo y no sucede. Nadie sabe la angustia que da ver que para otras mujeres es tan fácil quedarse embarazadas y para ella no, empiezas a pensar en las causas, en que puedes tener algún tipo de problema de salud que impide que se quede embarazada, ¿porque tu no y otras si? Además de vivir en una sociedad machista en donde he escuchado comentarios hacia otras personas nada adecuados como, ¡No sirve ni para eso!, ¡Es un estéril!, ¡Que pena no puede ni crear una familia!, ¡Ella o el es la que no quiere!, ¡Eso es porque quiere andar de fiesta toda la vida y no tener responsabilidades! frases como estas afectan emocionalmente a una persona.

- **¡La naturaleza es sabia! - ¡Déjalo en manos de Dios! - ¡Tranquila, el bebe llegara cuando tenga que llegar o cuando Dios quiera que llegue!** Una pregunta, ¿porque la naturaleza o un ser superior le priva de ser madre o padre, y porque no priva a otras personas que tienen hijos y los dejan abandonados, los maltratan o en casos peores los terminan asesinando? Si esto fuese así viviríamos en un mundo anárquico sin medicinas, ni avances científicos, ni médicos, porque todo se cura por sí solo, lo hace la naturaleza o el ser divino que está en el cielo.

- **¡Animate no es para tanto!** ¿tu puedes saber con exactitud lo que siente la otra persona para decirle esta frase?, Recuerdas cuando tenias un gran problema y lo compartiste con un una persona de confianza y no lo entendió, sentías que el mundo se te venía encima y que a lo mejor nadie mas te iba a comprender, Pero tranquilo/a no es para tanto, pero para ti en ese momento si era un gran problema y una gran desilusión, ¿entonces porque minimizar su problema, porque le dices a otra persona que no es para tanto si tu no sabes el dolor, la angustia y la desilusión que está sintiendo en el momento? a lo mejor en un futuro no será para tanto, pero en ese instante de su vida sí que lo es, ten en cuenta que no lo puedes entender hasta que no te pase a ti y lo vivas en carne propia.

- **¡Que lastima que no puedas tener hijos!** No es un animalito herido sabes, a nadie le gusta que le tengan lastima, por el contrario ese comentario produce rabia, la lástima es no poder hacer algo para que ocurra lo que deseas, la lastima es que tengas tan poca empatía para ponerte en su situación y tratar de entender por lo que pasa la otra persona, así que piensa antes de sentir lástima por otra persona con infertilidad.

- **¡Deja de gastar tanto en tratamientos de esos, llegará cuando tenga que llegar, ese dinero mejor usalo en algo más productivo, no tires el dinero así!** ¿a quien le importa en qué gastas tu dinero?, no es asunto suyo, así que este esta frase está más que fuera de lugar, es el dinero que se ha ganado esa persona trabajando, la pareja vera en qué lo gastan o lo invierten, no es tirar el dinero, es invertirlo en tu salud.

- **Contar historias de éxito de otras personas - ¡Yo conozco a una que…!** Esto es lo típico que siempre hacen tus familiares y amigos con tal de animarte, pero en realidad te sientes peor, esta historia que cuentas para animar a la pareja refuerza los miedos, la angustia y la frustración de no poder tener hijos, de que esas personas si fueron capaces de lograrlo y tu no, en otras palabras es una comparativa o un ejemplo a seguir en toda regla, todos los casos no son iguales.

- **¡Cuando quieras te dejo los míos!** Lo que tu quieres es una niñera gratis y poder descansar de tus pequeños diablitos, a nadie le interesa cuidar los hijos de otro, bien sabemos que los niños dan mucho trabajo, así que dejar de hacer tus cosas por cuidar los hijos a otro como consuelo es un gran error, aún más si no son de tu propia familia, eso lo único que hace es hacer sentir peor a la pareja.

- **¡Podría ser peor, podrías tener….!** ¿sabes lo que es tener una enfermedad terminal o cualquier otro tipo de enfermedad? Las enfermedades no son comparables unas con otras, simplemente las tienes o no, siempre habrá una enfermedad peor que otra, esta frase no es un consuelo.

- **¡No seas egoísta solo piensas en tus problemas y los demás que!** Esta frase demuestra una falta de empatía hacia la otra persona, todo el mundo tiene problemas en la vida, unos casos más graves que otros, pero quien diga esta frase no solo demuestra egocentrismo, ya que no se preocupa por el problema de la persona con la que habla, sino que no llega a entender que esa persona necesita apoyo y comprensión para superar su problema, siendo que el que dice la frase quiere comparar sus problemas y tener más protagonismo e importancia.

Frases típicas que no debes decir cuando se produce un aborto

- ¡No te preocupes ya llegará otro!
- ¡Piensa que es mejor asi, a lo mejor venía mal!
- ¡Dios sabe porque hace sus cosas!
- ¡Todo pasa por algo!
- ¡A lo mejor Dios tiene un plan diferente para ti!
- ¡La vida sigue! - ¡De peores has salido tú eres fuerte, hecha pa´lante!
- ¡No llores que ni siquiera era un niño aun!
- ¡Porque un duelo sino ha nacido! - ¡Ni que fuera para tanto!

Estas frases no son para nada consoladoras y no reconfortan a nadie, no es una planta o un artículo se pueda reponer, ese pequeño que crece en el vientre de su madre, para ella desde el primer momento es un bebé al que quiere y tiende a cuidar mejor que a nadie, no entiendo cómo alguien puede decir esto, ¿que pasa si tiene algún tipo de discapacidad, o si nace bien pero en el transcurso de su vida tiene una enfermedad que le produce una discapacidad, no merece vivir igual por ser discapacitado o tener algo diferente a los demás?, ¿acaso es mejor que mueran si tienen algún tipo de problema o discapacidad?, ¿y que pasa si la pareja no pertenece a ninguna religión, porque debe poner su vida y su futuro en manos de algo en lo que no cree? Quizás para ti ese tipo de frases sean un consuelo, pero para esa persona no lo es, trata de entender que es una desilusión enorme la que siente esa persona, ha perdido a alguien aunque para ti no sea más que una bolita de sangre o huesos, toda persona debe superar los golpes que le da la vida, aunque para ello deba alejarse del mundo, llorar, gritar, patalear y desahogarse, debe hacerlo para poder seguir adelante, para ti la vida sigue, pero para esa persona su vida ha tenido un gran golpe del que se debe recuperar, Esas frases son egoístas y demuestra lo poco empática que eres con la otra persona, ¿si te pasara a ti pensarías lo mismo, te gustaría escuchar alguna frase como esta?.

- **¡Pues Adopta! - ¡Y porque no adoptas, total, el fin es el mismo, no seas egoísta ayuda a un niño!.** Primero que todo la adopción no es la solución para la infertilidad, además tu no sabes si esa pareja está haciendo ya los papeles para alguna adopción o no, informarte primero sobre el tema, porque si no lo sabes, la adopción no siempre se ajusta a las necesidades de la pareja, es un proceso supremamente largo y muy costoso, mucho más que hacer un tratamiento de fertilidad o incluso más costoso que optar por un vientre de alquiler según el país en el que estés, ¿y si piensas así, porque en vez de tener tus hijos no ayudaste algún niño desamparado?ponte en los zapatos de la otra persona antes de hablar.

Volver a empezar

_19._

Volver a empezar

El tratamiento no había funcionado, era lo que menos nos esperábamos, creímos que todo saldría bien, en teoría estábamos en manos de una buena profesional y con una muy buena praxis, lo malo es que estábamos en una clínica low cost que lo único que les importaba era que los números cuadrasen, por lo general este tipo de clínicas funcionan con un mínimo control de vigilancia por parte de la sanidad publica en cuanto a la salubridad e higiene, pero no hay vigilancia en cuanto a los procedimientos y la buena praxis en tratamientos.

Nunca llegamos a saber el porqué no funcionó, la doctora no tuvo ni idea de que decirnos, el caso fue que decidimos volver a intentarlo una vez más debido a su presión, puesto que siendo una profesional de la medicina y con gran conocimiento en el tema nos aconsejo volverlo a intentar de inmediato, pero esta vez cambiando el tratamiento por uno mas agresivo y fuerte, en el cual se tendría mejores resultados, nos haría una rebaja muy significativa en el precio y utilizando los exámenes que ya teníamos para no volver a perder tiempo y gastar mas dinero haciéndolos de nuevo, insistía que teníamos que hacerlo de inmediato ya que no podíamos perder mas tiempo o no funcionaria, era un caso de urgencia ya que mis óvulos se perdían rápidamente, nos aconsejo que lo empezábamos en la primera semana de septiembre, no había pasado ni un mes, pero después de unos días nos llamó su enfermera diciéndonos que aplacemos el tratamiento para la segunda semana de septiembre, la razón, es que interferimos en sus vacaciones, así que aceptamos, tampoco teníamos más remedio ya habíamos pagado el segundo tratamiento.

En teoría empezábamos el tratamiento el 18 de septiembre tomando unas pastillas llamadas Progynova de 1mg, que tomaría hasta que me llegara la regla, la doctora dijo que no sería más de 6 días, justo cuando en teoría me llegaba la regla, tenia que tomar dos cápsulas cada 12 horas, pero mi cuerpo no respondió como se esperaba, así que mi regla tardo unos 10 días más para llegar, llame a la enfermera ya que la doctora estaba de vacaciones, le dije que le preguntara si debía seguirlas tomando durante la regla porque la doctora dijo que no se debía tomar más de 6 días, ella dijo que le preguntaría, ese mismo día me llamó y me dijo que sí, que las tomara, como ya me había acabado una caja, toco comprar otra más, pero para cuando llegó la doctora, mi regla ya había pasado, me llamó y me dijo que fuera a su consulta para una ecografía, cuando fui me pregunto que si todavía tenía la regla, le dije que no, que ya me había pasado y que llevo ya la segunda caja de Progynova, ella se sorprendió, me pregunto porque había seguido tomando las pastillas después de la regla, le dije que su enfermera me dijo que siguiera tomándolas hasta que la doctora dijera lo contrario, por lo cual ella miró sorprendía a su ayudante y le dijo —yo no te dije eso, la enfermera le contestó que como ella no había contestado cuando la llamó en sus vacaciones me dijo que siguiera con las pastillas, es decir, que la enfermera tomó la decisión por la doctora sin tener ningún conocimiento

70

exacto del tratamiento y las consecuencias que podrían ocasionar, por lo que mi esposo y yo nos enfadamos, la doctora se puso de nuestro lado y fingió regañar a la enfermera por tomar decisiones por ella, lo cual termino en que debíamos volver aplazar el tratamiento para el mes siguiente, dado al descuido de la doctora y su enfermera, ahora si nos dijo que supuestamente el cuerpo tiene que descansar y evacuar tantas hormonas después de haber dañado el tratamiento, cosa que utilizaron para disimular su error, así que debíamos esperar un ciclo, si bien es verdad que hay que descansar y esperar que el cuerpo se recupere, según algunos expertos en el tema, recomiendan dejar pasar entre 2-3 ciclos, para que las hormonas se equilibran por sí solas o con ayuda de un endocrinólogo, pero esto lo supe mucho después.

El 20 de octubre me volvía a llegar la regla, así que 5 días antes la doctora me mando a tomar otra vez la progynova cada 12 horas, para el 25 de octubre empezar de nuevo con las inyecciones, pero esta vez seria otras inyecciones diferentes a la primera vez, como ya nos habíamos gastado 3.000 euros más en el segundo tratamiento, la doctora de cabecera de la seguridad social me dijo que ella podía ayudarme recetandome los medicamentos, era una persona muy amable y que sabía que estaba pasando por un momento complicado, así que decidió ayudarnos, lo único que necesitaba era un informe por parte de la doctora especialista para poder recetar los medicamentos, lo cual a la especialista no le hizo ninguna gracia, ya que aunque el médico o doctora digan que no ganan nada por comprar el medicamento de los pacientes en cierta farmacia, ellos si ganan un porcentaje por venderle a los pacientes la medicación, además de que no te dan toda la medicación que compras, te dan solo lo que vas a utilizar, pero si que pagas por la caja entera, de eso me di cuenta cuando compre yo misma en la farmacia la medicación, allí vi que nos habían robado.

Medicación para el tratamiento hormonal

Toda la información y definición de cada medicamento es la que viene por defecto en los prostectos de cada medicamento utilizado en mi tratamiento de fiv, los demás medicamentos fueron explicados en capítulos anteriores.

Progynova 1 mg - 12.49 euros
Procrin 1 mg -126.56 euros
Gonal 1050 UI - 454.70 euros
Ovitrelle 250 UI – 50.63 euros
Meriofer kit 150 UI caja de 10 jeringas - 52.51 euros
Zitromax 1mg – 3.95 * 4 unidades 15.72
Utrogestan 200mg - 41.96

Progynova: es un medicamento que está indicado en la terapia hormonal que contiene 1 mg de valerato de estradiol, se usa para el tratamiento de los síntomas de la menopausia, pero también es usado para preparar el endometrio del útero y poder recibir los embriones para que se implanten exitosamente, por lo general la Progynova se toma por 14 días.

Procrin: (acetato de leuprorelina) es analógico **agonista de la GnRH, la** hormona liberadora de gonadotropinas, su función principal es la de inhibir la secreción de las gonadotropinas, la hormona foliculoestimulante(FSH) y la hormona luteinizante (LH), es decir, gracias al Procrin se consigue controlar la función de los ovarios y evitar la ovaciona espontánea.

Gonal: es la hormona folículo estimulante (FSH) que tenemos de manera natural en nuestro organismo, se utiliza para inducir el crecimiento y desarrollo folicular estimulando los ovarios en tratamientos de reproducción asistida, ya que cuantos más óvulos haya, más probabilidades de conseguir más embriones para fecundar, Sin embargo, esta hormona que contiene Gonal-f no es de origen humano como en el caso de Menopur.

Meriofer: es una gonadotropina, su principio activo es la menotropina, y se usa para la estimulación, el crecimiento y desarrollo de varios folículos y por tanto de varios óvulos a la vez, además de provocar el desprendimiento definitivo de los óvulos maduros (que contiene gonadotropina coriónica humana, hCG). Este medicamento aumenta el riesgo de padecer la denominada síndrome de hiperestimulación ovárica (SHO).

Según varios especialistas en el tema, las mujeres con problemas de fertilidad, tienen una tasa de abortos mucho más alta a la de la población normal, y el riesgo aumenta en mujeres de edad avanzada.

Empieza en forma el tratamiento de la estimulación ovárica

20.

Empieza en forma el tratamiento de la estimulación ovárica

El tratamiento lo empezamos el 25 de octubre con el medicamento Procrin inyectándome 0,1ml de las jeringas que trae la caja, los siguientes días del 26 de octubre al 5 de noviembre me inyectaría los tres medicamentos a la vez, Procrin 0,1 ml, Gonal 150 ml, Meriofer 150 ml, el día 6 de noviembre me pondría el Ovitrelle 250 UI la totalidad de la jeringa, a las 2:30 de la madrugada, el día 7 descansaba de inyecciones, el día 8 sería la punción a las 12:30 del mediodía, para hacer la transferencia el día 11 de noviembre.

La doctora me había estado haciendo ecografías el día 30 de octubre, el 2 de noviembre y el 6 de noviembre, para ver como iba el progreso del tratamiento, aparentemente todo iba genial, los óvulos tenían un buen tamaño y tenia 7 óvulos, por lo que no deberíamos preocuparnos, había salido mucho mejor el tratamiento, aunque a mi parecer la doctora ya estaba cansada de sus pacientes, nos miraba como cansada ya de vernos, no le ponía mucho interés al asunto, no contestaba muchas de las preguntas que le hacíamos y no nos explicaba nada diferente al tamaño de los óvulos o dudas nuevas que nos surgían, por lo que en vez de estar encantados con que el proceso fuera de maravilla, estábamos ya cansados de ella, estábamos aburridos de tener que verla en cada visita con esa cara de mal genio e inconformismo, menos mal ella daba conferencias a otros médicos de como tratar a pacientes a nivel emocional, como quien dice, predica pero no aplica.

Segundo intento, día de la punción

21.

Segundo intento, día de la punción

Volvíamos otra vez aquel sitio desagradable y pequeño donde tenían que hacerme la punción, ya que en la clínica que estaba no podían hacerme el tratamiento quirúrgico, así que alquilaban las instalaciones de otra clínica muy famosa de Barcelona, como siempre llegamos una hora antes con mi esposo y como siempre me atendieron una hora y media después de la hora pautada, lo cual me enojaba enormemente, me parecía una falta de profesionalismo y de control atroz, pero era nuestra culpa por volver hacer el tratamiento en ese sitio, dado que contábamos ya con muy pocos ahorros y no habríamos podido realizar un nuevo tratamiento en otra clínica, nos habíamos endeudado haciendo un préstamo para este nuevo tratamiento, que aunque esta vez nos ahorramos la medicación, nos salió igualmente costoso, así que tocaba aguantarse aunque estuviéramos pagando.

Cuando pase otra vez a la sala donde hacían la punción me di cuanta que todos era médicos muy jóvenes y nuevos los que me atendían, allí entendí que eran médicos practicantes y sin supervisión, al menos eso pensé, cuando desperté me dijeron que había extraído 4 ovocitos, no me entusiasme ni me desanime, porque anteriormente habían sacado los mismos 4 pero había sobrevivido sólo uno, así que me lo tomé con calma o me dio igual, como si estuviera resignada a que no funcionaria y que me habían robado el dinero, lo barato sale caro, siempre se ha dicho, y peor si es en la salud, pero la cuestión aquí era la falta de dinero, ya que si eres de clase media o no puedes pagar un tratamiento como estos debes resignarte a no ser madre, o apuntarte a unas listas en la seguridad social para que te den el tratamiento, eso si, preparate para esperar entre 2 y 5 años para que te hagan el tratamiento, ten presente que si eres una mujer en el límite de edad (35 años) para que tus propios óvulos funcionen, olvidalo, ya sera tarde, ya que para cuando te hagan el tratamiento tendrás más edad y seguramente tus óvulos ya no funcionaran, por lo que deberás ir por la Ovodonación directamente, gracias a que la seguridad social se ha demorado en darte la atención necesaria cuando debían, además de que la sanidad en España o Latinoamérica no tiene como prioridad o como una enfermedad importante la infertilidad, en otras palabras, es culpa del gobierno y la sanidad pública de que no puedas tener hijos con tus propios genes, debido a que no te atendieron cuando debían, a mi parecer eso debería ser demandable y ser un delito, ya que se les niega a las mujeres la atención inmediata y totalmente necesaria en ese momento, lo único que les queda es tener hijos con genes donados, ya que si lo haces con tus propios óvulos posiblemente no funcionará, volverán a ponerte nuevamente en una lista.

Segundo intento, día de la transferencia

22.

Segundo intento, día de la transferencia

El día 11 de noviembre había ido sola a la punción ya que mi esposo no pudo ir por que no le dieron permiso en el trabajo, a las 10:30 de la mañana me harían la transferencia de dos embriones que habían sido fecundados y habían sobrevivido, uno era de clase A y otro de clase C, lo cual me alegro, porque si era de calidad A seguramente se implantaría sin ningún problema. Cuando llegó la hora de pasar a la sala para la implantación, me di cuenta que era otro médico totalmente nuevo y con una doctora en prácticas a la cual le estaba enseñando el procedimiento, me dio rabia, desesperación, angustia y un sin fin de emociones muy desagradables, no porque le estuviera enseñando, sino porque no me pidió el permiso para que ella estuviera allí y para mi era algo incomodo, lo que si tenia muy claro era que de seriedad, profesionalismo y calidad humana en esa clínica no tenían mucho que digamos, menos mal que es una clínica muy reconocida en Barcelona.

Una vez en la camilla con la enfermera, el medico y su aprendiz, el médico en vez de centrarse en el procedimiento y hablar de ello tanto a su aprendiz como a su paciente, estaban hablando de sus vacaciones y de quedar algún día para tomar algo, interrumpí la conversación y le pregunté al médico si creía que con esa calidad que tenían los embriones funcionaria, y sin pensarlo me respondió, —si, si, seguro funciona, cosa que no le creí, pero lo peor estaba por venir, en la primera transferencia de mi primer invitro se puede ver en el monitor como liberan el embrión en el útero y ves que está allí, pero esta vez no pude verlo, ni siquiera el mismo doctor lo vio, cuando le pregunte que donde estaba porque no los veía, me dijo —no se, deberían estar allí, giró el monitor hacia él y volvió a poner el aparato en el tubo para coger otra vez los supuestos embriones por si se hubieran quedado en el tubo de ensayo y volvió a ponérmelo en el útero, según él dijo —allí están, son dos lindo embriones, he inmediatamente le dijo a la enfermera que me diera las indicaciones necesarias y que él tenía que irse, así que su aprendiz y él salieron rápidamente del cuarto, cuando la enfermera me pidió esperar los 30 minutos de reposo le dije que girara el monitor que los quería ver, ella lo giro y para mi sorpresa no había nada, absolutamente nada, le dije que donde estaban, —no lo se, me respondió, —a lo mejor ya se habían implantado o habrían pasado a las trompas y por eso no se ven, inmediatamente supe que no era verdad, algo había salido mal, no me los habían puesto, me preguntaba si los habrían perdido, si los habían dañado, si me hicieron una falsa transferencia para posteriormente venderlos a otras parejas, pues cada embrión suele venderse por 2.500 €– 3.000 € quizás lo habían hecho mal y se habían quedado pegados en el tubo, me pasaron mil ideas por la cabeza, pero lo que sí estaba claro era que ellos no se harían responsables de nada, bien sabido es que en España los médicos se tapan los errores entre ellos, además como me podía decir una persona supuestamente profesional estudiada y especializada en el tema que se habían implantado y por eso no se veían, era ridículo, salí destrozada, pero ¿qué podía hacer?,¿demandarlos?, ¿gritarles?, era mi palabra contra la de los médicos, además ya no tenía dinero para demandar a nadie, pensé este es el fin y ya está, regresé a casa a reposar y esperar la famosa beta espera que obviamente daría negativa, tres días después llego mi regla, ya no necesitaba la famosa prueba era obvio que no había funcionado, pero como ya me la habían cobrado me la hice y como era de esperar era negativa.

Algo que me disgusta mucho de los médicos en España con los que me he encontrado, es que muchos de ellos no tienen buena praxis, tratan a sus pacientes según les parezca, si les agrada o no tu nacionalidad, color de piel o cultura, lo han hecho a otras personas y también a mi, por lo que pensé que a lo mejor mi origen o color de piel había influido en el medico de sangre azul para decidir si me ponía o no los embriones, o si le daría mas o menos importancia a mi tratamiento que al de un español nativo, dado que me había encontrado con tantos médicos así no era una idea tan descabellada.

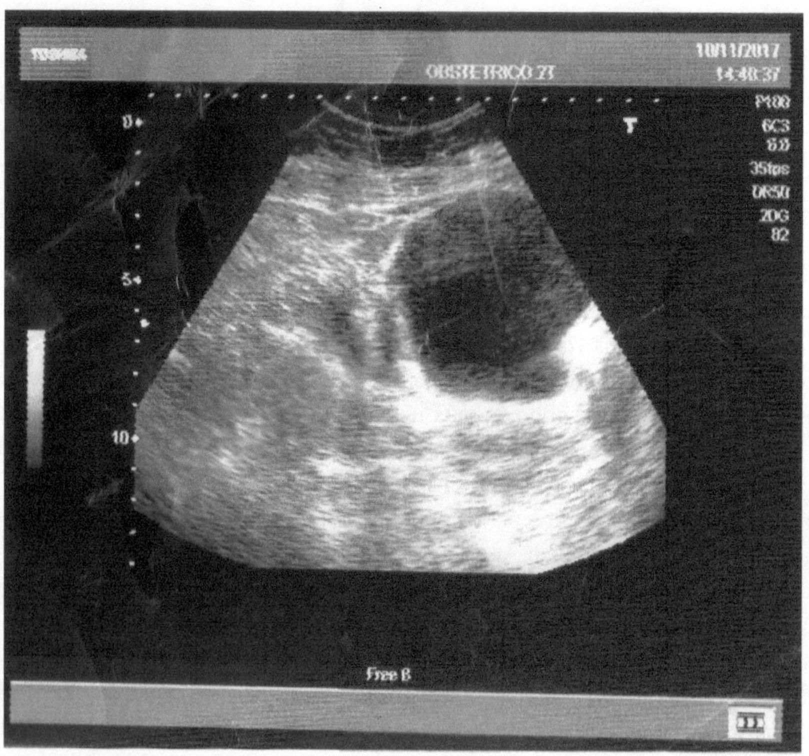

Ya no tenia lagrimas para llorar, no tenía ganas de gritar, ni de armar una pataleta, solo tenía un inmenso vació, siempre había podido hacer todo lo que me proponía, pero esto me había quedado grande, me dedique a tragarme mi dolor para hacerme más fuerte, prometí que sabría por mis propios medios y con ayuda de diversos especialistas con verdadera ética, moral y buena praxis, cosa muy escasa en algunos médicos de España, quería saber qué era lo que había pasado, si me habían hecho bien o no el tratamiento, para posteriormente entender y poder estar tranquila teniendo una respuesta lógica, pero después pensé que seria bueno contarlo por algún medio, para que otras personas sepan que es lo que pueden y no pueden hacer en estos casos, no siempre una infertilidad debe acabar con un tratamiento de reproducción asistida, aquí es donde aprendí el famoso fallo de implantación que nunca te dicen el que es, ni el porqué se da, hasta que lleves como mínimo dos o tres fiv, muy conveniente para algunas clínicas, ten muy presente que aunque en las clínicas te digan que si es necesario un tratamiento de estos, primero consulta a tus propios médicos, visita varios especialistas, no te quedes solo con uno o dos, recuerda que muchas de esas clínicas solo quieren que los clientes paguen y cuanto más, mucho mejor.

Aún así, me quedó rondando la idea en la cabeza de que harían con mis embriones, ¿a quien serían vendidos?, a lo mejor nuestros futuros hijos crecerán en otras familias, no es un secreto que los famosos embriones u óvulos que las parejas donan en nombre de la ciencia, por lo general acaban siendo vendidos a otras parejas, es decir, mientras esas parejas hacen un donativo para parejas infértiles o que no pueden tener hijos propios, las clínicas de fertilidad hacen negocio con tus embriones, óvulos o espermatozoides donados, por lo que puedo decir que aquí la caridad no existe, existiera si las clínicas no cobrarán por los embriones, óvulos o espermatozoide, deberían cobrar solo la medicación o el uso de las instalaciones, pero por el contrario, cobran también por un producto, por llamarlo como ellos lo ven, que ni siquiera les pertenece, el gobierno debería prohibir que las clínicas vendan los óvulos, espermatozoides o embriones, por el contrario, deberían obligar a que los óvulos restantes sean donados en vez de ser vendidos, porque las clínicas se dedican a pedir donaciones para posteriormente venderlos al mejor postor.

Hoy en día la decisión de ser madre es por miedo, como lo era en mi caso, en otras personas es por falta de dinero, por falta de un hogar estable, por no contar con la persona indicada, o sencillamente por que no les a llegado el momento, hay muchísimas razones por las que las parejas hoy en día retrasan la maternidad, lo malo es que cuando deciden serlo, a veces es demasiado tarde, además de ser un tema tabú con muy poca información, nunca nos dicen que entre los 30 y 35 años podemos estar sufriendo de infertilidad sin saberlo, pero también conocí a muchas chicas de 20 – 28 años con infertilidad, ¿como es posible?, ¿acaso también son menopáusicas a esa edad según algunas clínicas de fertilidad?, esta una enfermedad silenciosa, no te das cuenta cuando llega sino te haces exámenes directamente para saber si eres fértil o no, además que la sanidad no cubre ese tipo de exámenes, porque según muchos gobiernos como el español o el colombiano, la infertilidad no es una enfermedad, lo peor del tema es que cada vez hay más parejas afectadas por este problema.

Yo sigo preguntándome ¿qué pasa con las parejas con infertilidad?, esas parejas que no tienen el suficiente dinero para embarcarse en un proceso tan costoso como el de la reproducción asistida, o la famosa maternidad subrogada que hoy en día es tan sonada, yo no entiendo por que en un país de la unión europea, que supuestamente es un país en constante desarrollo, o mucho más desarrollado como la india, tengan la maternidad subrogada como ilegal, mientras que en países como Estados Unidos, Reino Unido, Holanda, Canadá, Bélgica, Grecia, Ucrania y Rusia sea legal y en España no, como dice Tamara gorro, una fiel defensora de la maternidad subrogada, *"lucha, constancia, fuerza y la palabra rendirse no esta en mi vocabulario"* te digo —lo siento cariño, a pesar de estar de acuerdo con la maternidad subrogada, debo decirte que la palabra *rendirse*, se impone por obligación en nuestro vocabulario, porque al fin y al cabo todo es cuestión de dinero, no todo el mundo tiene grandes cantidades de dinero para ser padres, ni tampoco pueden adoptar porque cuesta mucho más dinero y años de sacrificio, para al fin y a cabo terminar abandonando el proceso, lo peor de todo, es que algunos gobiernos prefieren que esos niños crezcan en un orfanato antes de facilitar las cosas para hacer la adopción.

Muchas parejas se quedan con ese vació de querer ser padres y no poder por cuestión de dinero, o gracias a bandas organizadas con permiso del gobierno como las clínicas low cost, que juegan con los sentimientos de las personas, robándoles la oportunidad de ser padres solo por querer ganar más dinero, vendiendo los embriones y óvulos de las personas mientras les mienten a la cara diciéndoles que salieron menos de los que tenia, o que no fecundo ninguno, ¿como saber si lo que te dicen es verdad o no? Si para ellos eso representa dinero, ¿simplemente hay que creerles? yo no puedo ser madre por cuestión de dinero y peor aun, cuando puede serlo, me robaron a mis pequeños, porque estoy segura que nunca me los colocaron la segunda vez de mi invitro, ¿como es que de tener 7 óvulos solo termine con 4, y de 4 con 2?, nunca tuve una respuesta convincente por parte del personal especialista en el tema.

Después de esto pasé dos años llorando, pasando el duelo genético, pensando, culpándome por no tener más dinero e ir a una clínica seria, buena y con valores, pasé dos años investigando, entrevistando a especialistas, haciéndome exámenes, conociendo parejas con el mismo problema, leyendo multitud de libros, foros y entrevistas sobre el tema, todo con el fin de encontrar una razón lógica del fallo en el tratamiento, aprendí muchas cosas de las cuales algunas quiero darlas a conocer en este libro, quizás les pueda servir antes de iniciarse en un tratamiento que si bien es muy fácil e indoloro a nivel físico, a nivel emocional es otra cosa muy diferente.

Fallos de implantación

23.

Fallos de implantación

Este famoso término no es otra cosa que el el fracaso absoluto tras la transferencia embrionaria tras varios intentos de una FIV, es decir, que el embrión ya fecundado no logra implantarse en el útero, por lo cual se lo denomina fallo de implantación, al cual se lo considera como otro tipo de infertilidad, pero para lograr considerar este un fallo como un problema de infertilidad deben tener en cuenta que se transfieren embriones de buena calidad, que no surge ningún tipo de problema durante la transferencia y que no existen problemas en el útero.

Los fallos de implantación no es un hecho raro, son muy comunes en mujeres con infertilidad, pero es un problema subestimado por muchos especialistas y a la vez conveniente para las nuevas clínicas low cost ya que no se da el embarazo. Por lo general los especialistas no ven que existe un bajo riesgo de algún tipo de problema en la estructura anatómica en el factor uterino o en el estilo de vida de los pacientes, pero lo que se pasa por alto como dice el doctor Robert Greene.

Según algunos estudios de diversos profesionales en la materia, dicen que las causas de fallo de implantación embrionaria pueden ser fácilmente identificables gracias a las técnicas diagnósticas, pero este fallo no se manifiesta hasta después de la concepción, ya que si se implanta el embrión, tiempo después terminará en aborto o simplemente no logra implantarse, por lo cual es mejor valorar por adelantado por medio de una histerosalpingografía los factores anatómicos que puedan provocar este fallo de implantación.

Posibles causas del fallo de implantación

A día de hoy no se logra saber con certeza porque suele producirse este fallo de implantación uterina, pero si se puede tener algunas ideas de porque se suele dar este problema, ya que por medio de diferentes pruebas diagnósticas de puede detectar de antemano este fallo, otros factores muy comunes que afectan en la implantación embrionaria son los diferentes estilos y hábitos de vida de los pacientes, como el fumar, que afecta directamente a los folículos reduciéndolos de manera muy acelerada, también disminuye la reserva ovárica, afecta a los cromosomas, puede producir abortos y alteraciones hormonales. Otro factor fácilmente corregible es el sedentarismo, el sobrepeso o falta de peso y la carencia de vitaminas C, D, E, calcio, ácido fólico, selenio, magnesio, omega 3, zinc, carnitina o L-carnitina, ten en cuenta que la carnitina o L-carnitina y el ácido fólico, ayudan a una buena producción de espermatozoides sanos y con buena movilidad.

Las causas pueden ser de tipo embrionarias, es decir, que hay alteraciones genéticas en el embrión (óvulo y espermatozoide), o alteraciones de la zona pelúcida del embrión éntre muchos otros factores genéticos, por lo cual sería bueno realizar un DGP (diagnóstico genético preimplantacional).

Otras Causas pueden ser sistémicas, es decir que la paciente padesca de alteraciones endocrinas como los son la diabetes, hiper- o hipotiroidismo, trombofilias y enfermedades autoinmunes como el síndrome antifosfolípido (SAFL), que afecta la coagulación sanguínea generando complicaciones durante el embarazo.

Por último también existen las causas uterinas, las cuales son más comunes por la que se da este fallo, como los miomas, las infecciones, las malformaciones, las cicatrices y los ovarios poliquísticos, o simplemente se da por un desequilibrio hormonal subyacente.

Para que este fallo de implantación no se haga repetitivo y no tires el dinero en la clínica una y otra y otra vez, debes hablar con tu médico para que te haga algunas pruebas diagnósticas del fallo de implantación, como lo es el cariotipo, test sobre inmunomodulación por si existe un rechazo inmunológico del embrión, los estudios de la coagulación o de la funcionalidad tiroidea, histeroscopia o histerosalpingografía para ver la cavidad uterina, la biopsia de endometrio para estudiar la receptividad endometrial y test de receptividad endometrial (ERA), pero para esto es necesario hacer una biopsia endometrial para comprobar cuál es el mejor día para hacer la transferencia y saber cuándo el endometrio está más receptivo y saber con certeza si existe un desplazamiento en la ventana de implantación, si es así, los embriones deberán ser transferirlos en el momento de máxima receptividad endometrial, para eliminar el posible fallo de implantación.

Según algunos expertos en el tema, concluyen que unas concentraciones bajas en la progesterona alrededor de menos de 20 ng/ml, se puede asociar a una tasa menor de implantación, es decir que se produce el famoso fallo de implantación. Por lo general los verdaderos profesionales en el tema afirman que las mujeres menores de 35 años tienen muchas más posibilidades de tener una implantación y un buen embarazo a término si se transfiere un blastocisto en vez de un embrión, pero eso no les conviene a muchas clínicas low cost de España.

Sangrado en la implantación

El tan famoso sangrado de implantación que se habla en muchos foros y artículos en internet, solo ocurre en algunas mujeres, es un sangrado muy leve que puede confundirse con el sangrado menstrual, esto ocurre durante la anidación del óvulo fecundado en la pared del útero, pero no es un sangrado rojo sino más amarronado, el cual tiene que desaparecer en un par de días, pero si esto continua es mejor visitar al médico.

Ventana de implantación

Es el periodo de tiempo en el que el revestimiento del útero llamado endometrio sufre una transformación creando un ambiente adecuado para que la implantación embrionaria sea posible, pasa de ser una fina capa infértil a ser una capa más gruesa y fértil, todo este proceso está dirigido por hormonas, de allí la importancia de que haya un balance hormonal equilibrado.

Cabe resaltar que el endometrio sólo es receptivo durante un periodo de tiempo que está entre el sexto y séptimo día después de la ovulación, de allí el nombre de ventana de implantación. Es importante saber cuándo es adecuado el endometrio para que se produzca anidación, dado que en algunos casos esta ventana de implantación puede moverse y ocasionar el famoso fallo de implantación, por consiguiente es importante realizar el test ERA, un test que solo se les hace a las mujeres con repetidos fallos de implantación, pero si lo hacen desde el principio como estudio inicial para hacer una transferencia selectiva, desde el primer tratamiento en un útero aparentemente normal y grosor endometrial normal se puede evitar el fallo de implantación y lograr así el embarazo.

Consejos para aumentar el grosor endometrial y mejorar tu fertilidad

24.

Consejos para aumentar el grosor endometrial y mejorar tu fertilidad

Dado que el famoso fallo de implantación se produce en el endometrio, el cual es la capa mucosa del útero en la que el embrión se implanta para dar lugar al embarazo, es importante saber cómo ayudar a fortalecer esta capa de manera natural o con ayuda de medicamentos hormonales que se suelen dar en la reproducción asistida, como las capsulas y parches de progesterona, pero también te puede ayudar los ejercicios de suelo pélvico, se debe tener en cuenta que el endometrio esté receptivo y que tenga un grosor endometrial de 7-10 mm, para que se implante el embrión sin ningún problema.

Generalmente el endometrio se debilita a causa de infecciones, por la edad de la mujer, por problemas y desequilibrios hormonales, diversas patologías,miomas entre otros, pero se puede mejorar su grosor con estos sencillos consejos dados por diversos especialistas en el tema.

Después de mis repetidas experiencias les sugiero buscar primero la ayuda de un ginecólogo, un endocrino y un nutricionista, porque ellos te ayudaran a equilibrar las hormonas, si después de hacer el equilibrio hormonal que tarda entre 3 y 6 meses no has logrado tu objetivo, allí si puedes recurrir a un especialista en fertilidad. Ten en cuenta estos sencillos consejos que te servirán para mejorar tu fertilidad aunque estés o no en un proceso de reproducción asistida.

Es fundamental tener una dieta sana y equilibrada para lograr un buen embarazo y en este caso para mejorar la receptividad del útero y mantener un buen equilibrio hormonal, así que trata de consumir cinco comidas al día pero alimentos ecológicos y libres de toxinas para evitar futuras complicaciones y alteraciones hormonales, ya que si consumes 5 comidas al día de manera sana y equilibrada se regulará la insulina y el cortisol, que tienen relación con las hormonas reproductivas.

Controla tu peso, toma vitaminas y balancea tu alimentación

Trata de consumir alimentos y suplementos que contengan una gran cantidad de antioxidantes, como las vitaminas B, C, D y E, omega 3, coenzima Q10, magnesio, omega 3, zinc, aceite de onagra, extracto de Maca, carnitina o L-carnitina y ácido fólico, es decir, frutos secos, frutas y verduras, pero reduce el consumo de café y otros estimulantes.

Como ya he mencionado antes, controlar tu peso es fundamental para lograr un equilibrio hormonal, si tienes sobre peso, obesidad o estás muy baja de peso esto va afectar en tu ovulación y la producción y movilidad de espermatozoides, por lo que es importante tener un buen índice de masa corporal (IMC) así que crea con ayuda de un profesional un plan de ejercicios y nutrición diseñado especialmente para ti, para bajar tu peso y mejorar tu IMC.

Duerme bien

El sueño influye directamente en las hormonas reproductivas, serás más propensa a mantener las hormonas del estrés elevadas, además de sufrir de fatiga , cansancio y mal humor, lo cual también puede afectar a las hormonas sexuales reproductivas impidiendo la ovulación, creando ansiedad, aumentando de peso, creando resistencia a la insulina y por ende afectar a la fertilidad. Dato curioso, tanto las mujeres como los hombres en las primeras horas de la mañana se despiertan con los niveles muy altos de testosterona, lo que provoca un aumento significativo del libido, además de tener una mejor calidad espermática a primeras horas.

Reduce el estrés

El estrés también puede afectar directamente a la fertilidad y las hormonas reproductivas tanto de la mujer como del hombre, ocasionando un desequilibrio hormonal, ya que las hormonas trabajan en conjunto, si una sufre un incremento la otra también, por lo cual debes relajarte un poco y tratar de bajar el estrés en tu vida por medio de diversas actividades físicas y mentales.

Hacer ejercicio

Es muy importante mantenerse activo para lograr un peso saludable y equilibrado, además de que el ejercicio ayuda a reducir la hormona del estrés que suele afectar a la fertilidad, mejora el flujo sanguíneo, mejora el oxígeno, combate la fatiga, te mantiene más alerta y con más energía, normaliza el ritmo cardíaco y te ayuda a rendir mejor sexualmente. En los hombres pasa algo similar, además que el ejercicio les ayuda a producir más enzimas que ayudan a proteger los espermatozoides, en las mujeres se recomienda una rutina de ejercicio moderado, ya que los ejercicios de fuerza reducen los niveles de progesterona, que es una hormona importante para la ovulación, por eso es importante crear una rutina personalizada con ayuda de un especialista.

Practica la Acupuntura

Varios estudios han demostrado que la acupuntura puede reducir las concentraciones de la hormona del estrés, además de aumentar el flujo sanguíneo hacia los órganos reproductivos, lo cual mejora en gran manera el resultado de un tratamiento de reproducción asistida.

Hacer un buen Masaje femoral

Los masajes no son solo para liberar estrés, también pueden ayudar en la reproducción, engrosando el endometrio y mejorando tu fertilidad, así que aprende hacer un buen masaje ejerciendo presión con los dedos sobre la arteria femoral, ya que así se **aumentar el flujo sanguíneo** hacia los órganos de la pelvis, el útero y los ovarios, es recomendable hacer este tipo de masaje desde el final de la menstruación hasta el día de la ovulación, entre 2 o 3 veces en cada pierna y al menos 1 o 2 veces al día.

Aceite de ricino

Este es un de aceite vegetal que usan mucho los médicos naturistas porque es rico en ácido ricinoleico, además que tiene multitud de beneficios para la salud y la belleza, este aceite tiene la capacidad de aumentar la circulación, promover la eliminación y curación de los tejidos y órganos debajo de la piel, en este caso los ovarios y el útero, ayudando a mejorar el grosor del endometrio con solo ponerlo en una tela empapada justo encima de la línea del vello púbico durante la fase folicular del ciclo menstrual, debes usarlo entre los días 2 -12 después de haber bajado la menstruación.

Adiós al cigarrillo

El tabaco sea cual sea es otra principal causa de infertilidad según los expertos, da igual que seas hombre o mujer, según varios estudios y expertos a los que consulte y leí, una mujer que fuma continuamente se expone a que los ovarios y los óvulos envejezcan y empeoren su calidad antes de tiempo, mientras que en los hombres, el fumar afecta directamente a los espermatozoides, perjudicando la calidad, la cantidad, la movilidad e incluso llegado a generar malformaciones, hoy en dia no importa la edad para que tus ovarios, óvulos y espermatozoides fallen, ya que las acciones cotidianas, como la alimentación, el alcohol, el cigarrillo, la comida o la falta ejercicio afectan directamente a todo tu organismo, por eso no es tan extraño ver cada vez a más parejas jóvenes recurrir a estos tratamientos, dado que su estilo de vida actual ha perjudicado en gran medida a su vida reproductiva.

Reduce tu consumo de alcohol

Según los expertos el consumo continuado de alcohol conlleva a problemas de fertilidad tanto en el hombre como en la mujer, ya que beber en exceso suele causar problemas de ovulación, mientras que en los hombres puede causar trastornos en los niveles de testosterona y una menor producción de espermatozoides, por lo que es conveniente dejar de consumir alcohol si lo que buscas es tener un hijo.

Reduce el consumo de cafeína

El consumo en exceso de cafeína puede provocar problemas de fertilidad especialmente en las mujeres. Según algunos estudios y expertos en fertilidad, se debe limitar el consumo de cafeína a menos de 200 o 300 miligramos cada día, ya que está reduce la actividad muscular en las trompas de falopio, que son las encargadas de transportar a los óvulos desde los ovarios hasta el útero, por medio de contracciones musculares y células que se encargan de coordinar esas contracciones, de tal forma que si tomas mucha cafeína, la actividad muscular se relaja y esas células entran en reposo, por lo que los óvulos no pueden moverse hacia las tropas, y es imposible que se produzca el embarazo.

Evita las temperaturas muy altas

En los hombres usar ropa muy apretada y exponerse a altas temperaturas alrededor del escroto puede afectar la producción, a la calidad de espermatozoides y hacerlos más sensibles daño genético e imperfecciones, está científicamente comprobado por muchos expertos en el tema, así que trata de utiliza ropa interior suelta y transpirable como las prendas de algodón, así que evita lugares calientes como el baño turco, saunas y las bañeras de hidromasaje si estas buscando tener descendencia.

Ten cuidado con el lubricante

Anteriormente se decía que era bueno usar lubricante si sufres de resequedad en tus partes intimas, pero muchos estudios han comprobado que el uso de algunos de estos productos durante la relación sexual puede afectar a tu fertilidad, ya que muchos lubricantes contienen sustancias químicas que pueden matan a los espermatozoides o que dificultan que los espermatozoides lleguen al óvulo, así que si necesitas usar lubricante durante las relaciones sexuales, trata de usar productos más naturales, productos que no contengan tantos químicos o aceites simples de bebés.

Evita las enfermedades de transmisión sexual (ETS)

Las ETS, pueden causar infertilidad en ambos sexos, algunos expertos aseguran que la clamidia y la gonorrea son las que afectan más a la fertilidad, por lo que si quieres concebir, es buena idea evitar cualquier tipo de infección que pueda alterar las hormonas sexuales, ten en cuenta que las infecciones bacterianas se pueden tratar mediante tratamiento con antibióticos y cuanto antes mejor.

Evita exponerte a sustancias químicas y tóxicas

Constantemente estamos expuestos a bio mutágenos a través del agua, el aire, productos de uso doméstico, de jardinería, agrícolas, industriales y productos capilares, como disolventes, quita esmaltes, lacas y tintes de cabello, además de oxido nitroso si trabajas como dentista o asistente dental, así que evita la exposición a este tipo de sustancias químicas o trata de usar productos naturales, ya que estos pueden conducir trastornos hormonales, menstruales y afectar la calidad y cantidad de espermatozoides, porque un mutágeno tiene la capacidad de alterar y cambiar la información genética (ADN) de un organismo.

Cómo llevar el duelo genético, adiós ADN

25.

Cómo llevar el duelo genético, adiós ADN

El duelo genético es un tema muy difícil de afrontar a nivel emocional, ya que es la renuncia a tener hijos con tu carga genética, es un proceso difícil e incluso para algunas parejas imposible de llevar, ya que el sueño de la pareja es tener un hijo entre los dos y de los dos genéticamente, es como tener un hijo con otra persona totalmente desconocida, siempre pensamos en que nuestro hijo se parecerá a nosotros o a nuestra pareja, tendrá esos lindos ojos azules, verde, negros o miel, el cabello rizado o liso, la piel morena, clara u oscura, la hermosa nariz de su padre o la súper nariz de sus abuelos, un sin fin de características físicas que buscamos y esperamos que nuestros futuros hijos tengan, pero ¿qué pasa cuando todo eso se desvanece?.

Para ciertas parejas es un proceso muy duro, ya que sienten que los hijos no son del todo suyos, que son más del progenitor con el que comparten la carga genética, que del que no la tiene, es un sentimiento difícil de plasmar en un papel, se siente un dolor, una tristeza y una frustración enorme, y es aquí donde empiezan las dudas, llegaremos a quererlo sabiendo que es el hijo de otra persona, que la madre lo único que hizo fue prestar su vientre para dar vida aún desconocido para ella o él, ¿ese futuro bebé a quien se parecerá? ¿cómo será su carácter o de quien lo habrá heredado? ¿le diremos algún día que es hijo genéticamente de uno de sus padres o quizás de ninguno? ¿se lo decimos al resto de la familia? ¿lo aceptaran o lo verán como un niño adoptado? todos estos sentimientos, miedos y preguntas sin respuestas de momento se conoce como el "Duelo Genético" es muy duro de afrontar pero necesario para seguir a delante con la idea de ser padres y la felicidad que este nuevo integrante traerá al hogar.

Es un proceso bastante complicado a nivel emocional para la pareja y en algunos casos para toda la familia, es necesario pensarlo bien y dejar pasar el tiempo que creas necesario para pasar ese mal trago, muchas personas no lo entienden, pero para entenderlo hay que pasar por ello, son hijos que en teoría no se parecerán a ti, pero que realmente si se parecerán, porque la/el donante debe parecerse físicamente a uno de los progenitores. Recuerdo que mi pareja me dijo que le encantaba mi color de piel y mi cabello, fue un golpe muy duro, inmediatamente pensé en que si algún día teníamos un hijo, ese niño o niña nunca tendría mi color de piel o mi cabello que tanto le gusta a mi pareja, y es que renunciar a tener un hijo propio genéricamente es algo muy difícil de afrontar, pero entonces recordé que mi madre siempre decía que madre no solo es la que engendra, sino la que te crió, es totalmente cierto, madres hoy en día hay más que una, como dice Samanta en su libro, pero no por eso deja de ser un proceso bastante doloroso y desgarrador, es el mismo sentimiento que se hace presente cuando algún médico te dice que nunca podrás tener hijos, quizás seas joven y de momento no te importe, pero llegará el día que te importara, como paso conmigo, porque si alguien me dice a mis 20 años que nunca tendría hijos me hubiera dado igual, pero que te lo digan ahora con un hogar formado la situación es muy diferente.

Debes pasar ese duelo y afrontarlo, porque solo tienes dos salidas, llorar y renunciar a tu sueño de ser madre o padre, o llorar, pasar tu duelo y recobrar fuerzas para seguir luchando por tu sueño, el dolor minimizará con el pasar del tiempo, y el pequeño que has tenido gracias a otra mujer u hombre te ayudara a olvidarlo, piensa que tu ilusión es ser madre o padre, así que no mires la Ovodonación o la donación de embriones como el final de tu sueño, sino como el inicio de tu sueño de formar una bonita familia, habla de tu problema con tu pareja, con tu familia y con un profesional, no lo ocultes ni te sientas mal por ello, no es tu culpa, porque entre más lo hables y lo compartas, el dolor disminuirá más rápido y no será un gran secreto oculto que quizás algún día salga a la luz.

¿Cuando rendirse?

26.

¿Cuando rendirse?

Cuando empecé a escribir este libro pensaba solo en contar mi historia, pero al pasar el tiempo descubrí que no era bueno solo contar una historia personal, sino también compartir conocimientos que fui adquiriendo a medida que buscaba explicación a mi caso, conocimientos que muchos profesionales tienen y que los pasan por alto por ir más rápido y hacer las cosas más fáciles para ellos, pero no piensan en sus pacientes, esto lo vi mucho en diversas clínicas low cost, por eso esta pregunta de cuándo rendirse es muy subjetiva, Tamara Gorro dice que nunca hay que rendirse, la verdad es que a mi me cuesta mucho rendirme cuando algo se mete en mi cabeza, lucho siempre hasta que lo consigo, pero esto siento que me quedo muy grande, seguramente por la falta de dinero y por la falta de confianza en un profesional con verdadera ética y ganas de ayudar a la gente en vez de ayudar a la clínica, pero si decides rendirte, es mejor que sea tu decisión y no la de la clínica, no te dejes manipular por esos profesionales que en teoría buscan lo mejor para ti con su falsa ética y moral.

A mi parecer la ética y la moral para ellos siempre tiene un precio, ¿cuando rendirse?, depende a quien lo preguntes, si lo preguntas a los nuevos profesionales en fertilidad de clínicas low cost te dirán que no te rindas nunca, claro para ellos es mejor que sigas siempre intentándolo ¿pero que tan éticamente correcto es hacer mal el tratamiento para que no funcione y la paciente siga desembolsando dinero en un tratamiento que desde el inicio está fallando?, ¿donde queda la ética y la moral de los médicos aquí?, cómo es posible que jueguen así con la ilusión de las personas, ¿acaso no les importa el sufrimiento, la desilusión y la impotencia que sientes sus pacientes al no lograr su objetivo?, ¿cuando pasaron de ser médicos por vocación a ser máquinas de hacer dinero?, no lo entiendo.

No estoy atacando a las clínicas low cost, estoy tratando de entender cómo estas personas se venden por un trabajo irregular, como pueden anteponer los intereses de una clínica a su labor como médico, como persona, y sepultar su ética profesional con tal de que los números de la clínica cuadren, claro, si no cuadran se quedan sin trabajo, ¿como hacen para decidir a quién hacerle bien el tratamiento y a quien no?, no son sólo los médicos los culpables, lo son también las clínicas que les exigen hacer las cosas a su manera, pero esto no solo pasa en las clínicas de bajo coste, también pasa en las de gran renombre, unos tratamientos deben salir adelante y otros no, en ocasiones es normal que no funcione, pero entonces porqué no estudiar todos los posibles fallos antes de que esto ocurra.

Debes elegir un buen centro de fertilidad que solo piensen en tu bienestar, de forma que puedas hacer un tratamiento adecuado a un coste menor y sin múltiples repeticiones, porque después de investigar, leer y entrevistar a diversos profesionales, me di cuenta que la infertilidad no siempre debe acabar con un tratamiento de reproducción asistida, a veces solo es necesario hacer ciertos cambios en tu estilo de vida para que tus hormonas funcionen a la perfección, ten en cuenta que los centros de reproducción son muy competitivos y harán lo que sea por llamar tu atención.

Hay diversos centros que escogen a las pacientes más sanas para incrementar las tasas de éxito y así tener buenas opiniones en las redes sociales, por lo que puedes ser engañada fácilmente por una simple cifra, pero muchas de esas mujeres ni siquiera necesitaban un tratamiento de este tipo, no te quedes con pocas opiniones, investiga, déjate llevar por tus corazonadas, pregunta e infórmate lo máximo posible, recuerda que si un profesional trata a toda costa de meterte a un tratamiento más avanzado y costoso debes parar, te esta utilizando, quizás sí que lo necesites, pero has una pausa, cambia tu estilo de vida, come bien, recuerda ejercitarte, disminuye el estrés y equilibra tus hormonas con ayuda de otros profesionales a tu disposición, no es perder el tiempo haciendo estos cambios, por el contrario te puedes asegurar un resultado positivo, escucha lo que ellos te aconsejen, al fin y al cabo los médicos de tu sanidad sea pública o privada no gana nada si tienes o no un hijo, ya que estos procedimientos siempre se hacen en clínicas privadas, las cuales sí que necesitan muchos ingresos para poder funcionar, y si todos los tratamientos salen a la primera bien, no tendrán ingresos constantes, al menos a si me lo expresó un profesional en este tema, recuerda que el objetivo final es una prueba positiva y un embarazo sano llevado a término.

Bibliografía

Toda la información que aparece en este libro proviene de diversas entrevistas a varios profesionales de la salud, de informaciones publicadas por profesionales en diferentes paginas web y de varios libros de medicina, los cuales era necesario consultar para poder dar una información veras y autentica.

Bruce M. Carlson, Embriología Humana y biología del desarrollo, Elsevier, 2009

Charles R. Beckmann y Frank W. Ling, Ginecología y obstetricia. 1 Abril del 2015.

Gerald Karp, Biología Molecular, mcgraw-hill, 2014

Johannes W, Embriología Funcional -Una perspectiva desde la biología del desarrollo, Médica Panamericana S.A 2010

Juan Luis Alcázar Zambrano, Obstetricia y Ginecología. Médica Panamericana S..A. 16 Diciembre 2016

Langman - T.W. Saler, Embriología Médica, Lippincott Williams , 2016

Pinzón Diana. La importancia del equilibrio hormonal y estrógenos vs progesterona. 15 Marzo 2017.
https://www.somiarte.com/single-post/2017/03/15/La-importancia-del-Equilibrio-Hormonal-I-Estogenos-Vs-Progesterona

Zaira Salvador. Especialista en reproducción asistida. Fallo de implantación. 29 de noviembre 2017
https://www.babygest.es/fallo-de-implantacion/

Manuel Reyes. Dieta para el equilibrio hormonal.
https://www.salud180.com/nutricion-y-ejercicio/dieta-para-el-equilibrio-hormonal

Todobionatural.¿como regular las hormonas sin medicamentos?, 11 de enero 2015
http://todobionatural.com/tag/equilibrio-hormonal/

Dedicatoria y agradecimientos

Este libro nace a consecuencia de una nueva experiencia fallida de querer ser madre, una experiencia totalmente nueva para mi de la cual no estaba nada preparada para lo que se me venia encima, pero que a su ves estaba totalmente convencida de que algo bueno sacaría de esta nueva etapa, ya que gracias a esta nueva experiencia conocí a muchas parejas increíbles y luchadoras, de las que aprendí cuales son los nuevos modelos de familia europeos, gracias a ellas pude abrir mi mente y dejar miles de prejuicios que tenia arraigados de mi cultura como colombiana.

Aprendí que no se necesita tener un instinto de madre desarrollado como se cree en muchas culturas, solo se necesita saber lo que se quiere, tener el deseo o la necesidad de querer ser padres, ya sea que tengas que optar por donación de embriones, de óvulos o de espermatozoides, no hay que avergonzarse de decir que se tiene infertilidad porque es algo que pasa desde muchos años atrás, aunque sea hoy en día el tema mas sonado, *yo tengo infertilidad*, hoy puedo decirlo en voz alta, porque gracias a esta búsqueda para ser madre aprendí mucha información escondida sobre este tema, una información que me gusta compartir con otras personas para que no se sientan solas, dado que el trayecto hacia la maternidad puede ser un largo camino y no siempre es de color de rosa.

Por eso quiero dedicar este libro a todas esas parejas que están pasando o han pasado por tratamientos de reproducción asistida, quiero decirles que no están solas, que no son las únicas a las que les pasa, somos muchas las que pasamos por esto y muchas superan todos los obstáculos y cumplen su gran sueño, el sueño de ser padres, sin importar si son madres o padres solteros, las cuales tienen todo mi respeto y admiración, porque son luchadores incansables, son el eje principal de su hogar.

Quiero agradecer a mi familia, porque gracias a ellos aprendí que cada ves que me caigo debo levantarme con mas fuerza, y si hay que dar un paso atrás es solo para coger impulso y seguir adelante, gracias a ellos soy una persona muy persistente, intuitiva y luchadora, porque para lograr los sueños solo hay que insistir y trabajar mucho en lo que quieres para tenerlo, agradezco a todos los profesionales que entreviste y que me dieron toda la información necesaria para poder crear este libro, así mismo a todos los que han creído siempre en mi, porque esto me dio fuerza suficiente para investigar y desarrollar el libro que tienes en tus manos.

Y por ultimo y no menos importante agradezco a todos los lectores por haber elegido este libro, espero les sirva de ayuda, de compañía y comprensión si estas pasando o si vas a comenzar este proceso de reproducción asistida, en el cual necesitaras muchas respuestas que algunos médicos no te dan, espero a ver ayudado a solventar algunas dudas y que te sirva de guiá para este largo camino, gracias por apoyarme y leer este libro.

HASTA PRONTO.

Acerca de la autora

Viviana Andrea Micolta Segovia, Nacida en Tumaco – Nariño – Colombia, curso los estudios primarios en la ciudad de Tumaco para después trasladarse a la ciudad de Cali y cursar los estudios superiores de doble titulación en comunicación social y periodismo en la universidad Autónoma de occidente, trabajo como colaboradora en diferentes entidades no gubernamentales de índole social y desarrollo comunitario de la ciudad.

Posteriormente curso el diplomado de Producción y dirección de cine, televisión, video, radio y medios digitales en la Universidad Politécnica de Catalunya (UPC), para tiempo después ocupar cargos como productora general, directora, editora, periodista, y guionista de diversos proyectos televisivos, sus mayores logros son dos documentales realizados en los suburbios de Colombia, *"La vida en el Manglar"* y *"Diáspora Vallecaucana"* los cuales fueron emitidos en diversos medios de comunicación que tuvo premios a nivel internacional.

Trabajo como productora general de contenidos del canal Tele-puerto y el canal CNC, creando a su vez la identidad e imagen corporativa de los medios, debido al requerimientos de la comisión nacional de televisión.

Viajo a España para especializarse en Creación y producción de contenidos televisivos de entretenimiento, producción de cine y vídeo en la universidad Rovira i Virgili con colaboración de Gestmusic mientras colaboraba con la asociación Amics de la Unesco desarrollando documentales destinados a promover la diversidad e integración social en la infancia, tiempo después trabajo en la Fabrica de la tele en el programa de Cazamariposas en la edición y creación de contenidos. Actualmente se encuentra trabajando en diversos proyectos personales.